水晶高頻治療

運用水晶平衡精微能量系統

卡崔娜・拉斐爾 Katrina Raphaell◆著
奕蘭◆譯
陶世惠◆協力攝影

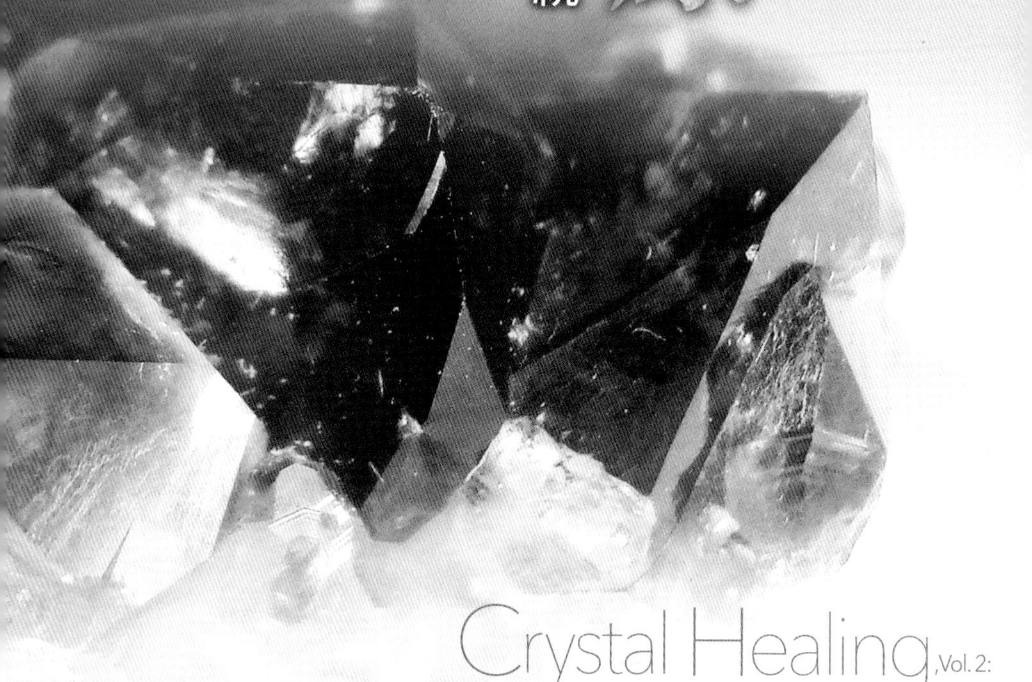

Crystal Healing, Vol. 2:

The Therapeutic Application of Crystals and Stones

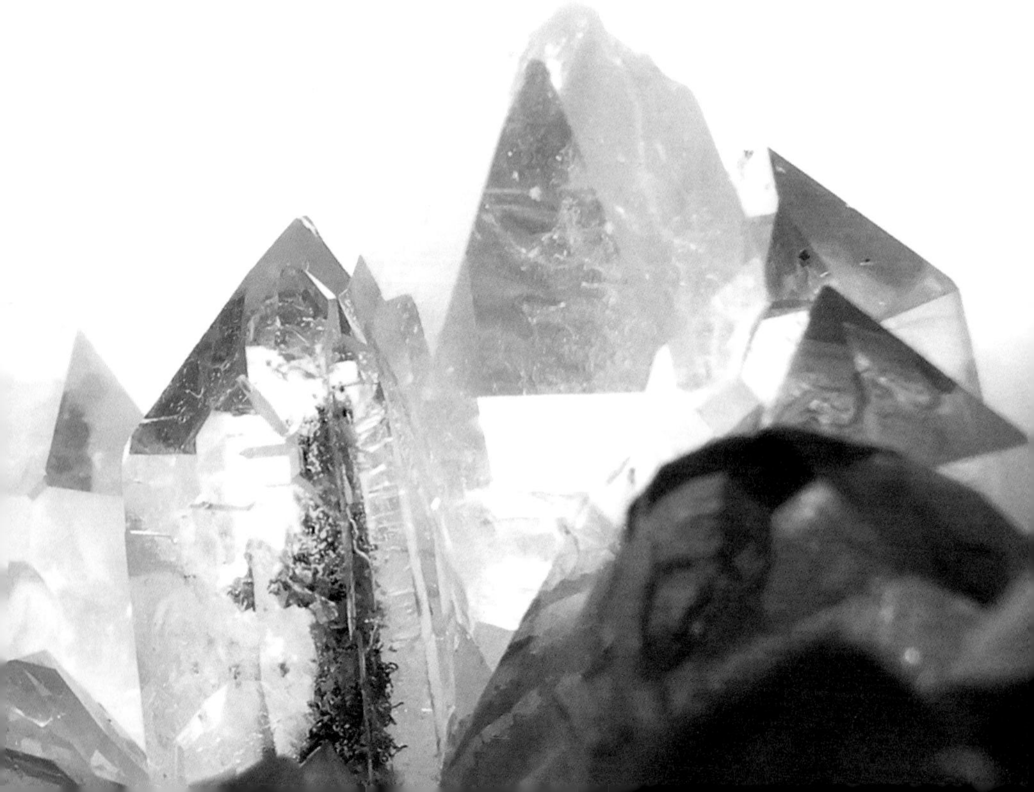

第二部：珍貴大師級水晶介紹 101

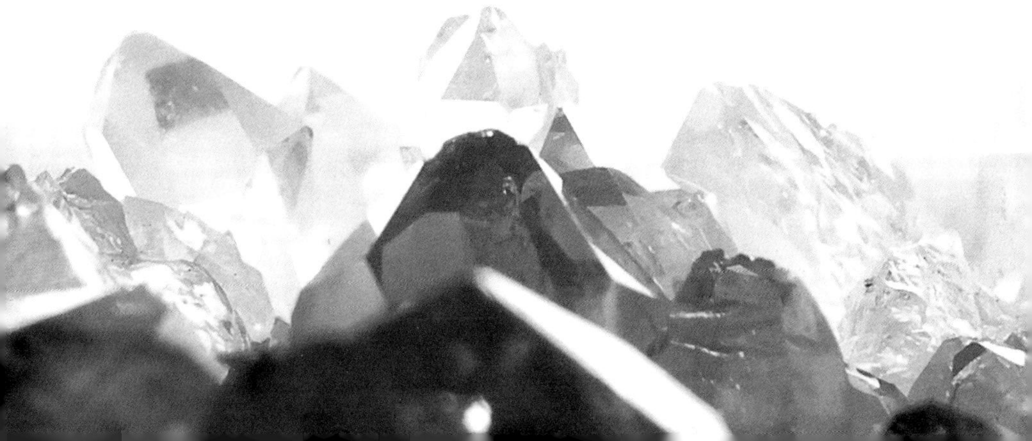

第三部：礦石彰顯光的祕密 161

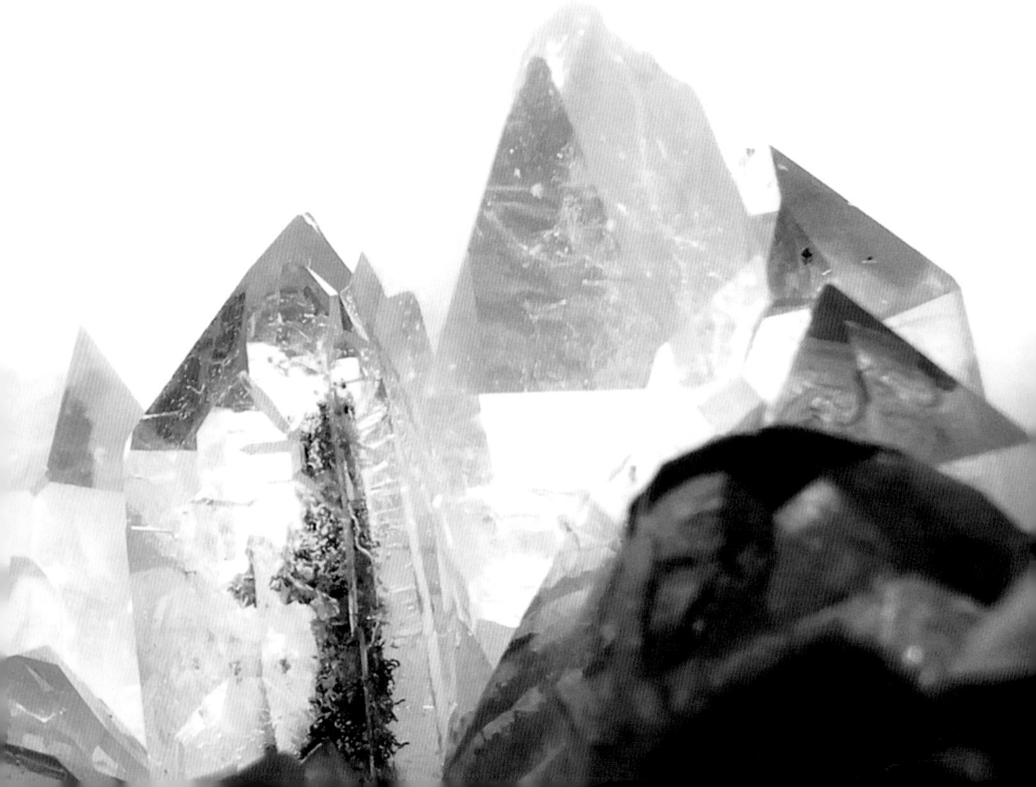

中文版作者序

《水晶高頻治療：運用水晶平衡精微能量系統》最早出版於一九八七年的美國。它是第一本探討用水晶作為有效另類治療方式的書。如今，將近三十年過去了，這本書中的資訊證明經得起時間的考驗。《水晶高頻治療》仍在印行，並且在世界上許多國家，成為使用水晶來治療，合法、安全且有效的指引。

在出版了我的第一本書《水晶光能啟蒙》（水晶三部曲第一部，中文版已發行）後，我變得非常意識到，如果人們想要用一種安全的方式將礦石擺在脈輪上，那麼在水晶治療的過程中，就必須要有一套療癒的技術來應用。我知道，如果將許多石頭擺在身體上，而沒有特定的操作方法的話，那是有可能造成傷害的。這啟發了我寫作《水晶高頻治療》（水晶三部曲第二部）。和許多自願的參與者一起，在各種不同的環境下，經過嘗試錯誤的過程，我發現了這本書裡寫下的特殊療癒技術。透過「內在的聆聽」，持續運用各種絕美的水晶和礦石，水晶排列於焉誕生。

在《水晶高頻治療》書中，包括了如何從頭到尾、循序漸進地實施安全有效的水晶個案的教學。也包括了呼吸的力量（The Power of The Breath）、與靈魂本質連結（Connecting with the Soul Essence）、身體綜述（The Body Overview）、照顧內在孩童（Taking care if the Inner Child）、前世治療（Past Life Therapy）以及保護泡泡（Bubble Protection）。而最精彩的，莫過於對許多礦石的記述，以及擺放在脈輪上的水晶排列彩色圖片。

將這些技術應用於水晶療程，目的在於支持每個個體獲取他或她本身的資源——內在的療癒能量，在任何需要的時刻與它連結。但不管是平復艱難的情緒、清除舊的頭腦模式，或是治療物質身體，基本的信念是：每個個體內在都有一個靈魂本質的神聖資源。水晶治療是關於汲取靈性核心，信任它來指引每一次的水晶治療。協助個人獲取深邃的內在力量與指引，是水晶治療的基礎。

同樣首次披露的是六種大師水晶。第一次發現大師水晶是在許多年前，我發現到某一些石英水晶有著顯著的相似。再深入地觀察，我開始看到構成尖端的六個面有時候是完全一樣的形構。我注意到有些水晶前方有一個大的七邊形，正後方有一個三角形。我開始研究數字學與神聖幾何學，握著這些水晶來冥想它們的意義。我學了好多。帶著七邊形的面與三角形的水晶現在以「通靈水晶」為人所知，它是第一種大師水晶。我繼續觀察和研究，一共發現了十二種大師水晶，這本書介紹其中六種，而最後的六種會記錄在我的第三本書：《水晶光能傳導》（水晶三部曲第三部，中文版即將出版）中。

一九八六年我創設了「高等水晶治療藝術水晶學院」（Crystal Academy of Advanced Healing Arts），人們從世界各地來學習水晶治療。我一個人開始，一個人教所有的課程，最後我發現，如果我訓練講師教授我的工作，那會有更多人可以學習。今天，世界各地一共有十三位水晶學院的講師在教授初階與中階的水晶療癒授證課程。我仍然在教進階課程還有講師訓練課程。我已經為中文世界的學生訓練了一位非常好的講師周承進（Krize）。他以香港為基地，旅行至台灣、上海、北京教授水晶治療的授證課程。相關的訊息可以透過他的電子郵件（krize@wholeness.com.hk）和網站（www.wholeness.com.hk）獲得。

水晶治療的藝術與科學是古老的，在神聖的神祕學院中保存到可以公諸於世的正確時機。而這個時間就是現在。我非常高興能將《水晶高頻治療》獻給中文的讀者，希望你們在閱讀這本書時，也能得到一份療癒的擁抱。

帶著愛，

卡崔娜・拉菲爾

www.webcrystalacademy.com

前言——水晶的神祕療癒力量

不容置疑的，水晶的力量一直跟隨在我們身邊。在現今的世界裡，水晶因不同的用途而廣泛受到運用。記憶體是電腦的生命中樞，推動我們進入科技時代，它就是很純的二氧化矽：石英（quartz）。超音波裝置、控制電子儀器中電波頻率的震盪器、調整迴路裡的能量限度的電容器、將能量從一個系統導到另一個系統的傳導器、以及儲存能量的蓄電器等等，全都倚賴石英產生功能。無疑的，水晶與礦石的應用是在逐漸增加，它們古老與未來性的力量，在僅僅數千年後的現在，能夠用來作為個人的提升和全球的進化。

在一九八〇年之前，關於水晶在神祕學與療癒層面的訊息，以及在古文明中如何運用水晶的知識，是非常非常的少。

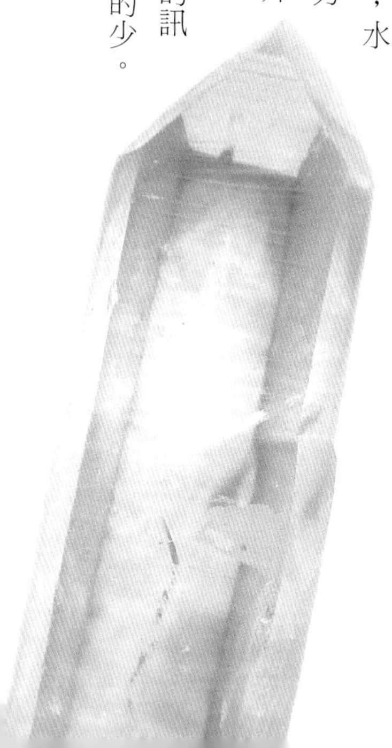

白水晶 Clear Quartz

而現在各種關於水晶的知識，其力量、潛質和應用方式等等是十分豐富的，能提供給那些直覺上受到水晶吸引，想運用水晶在個人成長與療癒工作的人。

對那些內在已能感知水晶內涵的人，我建議當你探索這種光的現象世界時，請使用你的直覺，並認同你內在感覺對的事物。在我的第一本著作《水晶光能啟蒙》及第二本《水晶高頻治療》（即本書）裡所記載的，是我在過去數十年裡，藉由工作和研究水晶時，接收、體驗並見證到的資訊，然而你會有屬於你的體驗。每個人對水晶的開啟，有賴於當事人願意靜下心來、清空思緒、打開內心，接收那準備好得以聆聽的洞見。

水晶和礦石是一種以物質形式的精純顯現，也是各種色光頻率的顯現，向我們展現出清純、穩定、美麗、神性法則與靈性完美的實相，能適時地教導我們如何全然啟動與開展我們內心光輝中的潛能。水晶是我們獲得的一項有力工具，將寧靜的心境與片刻帶進我們的腦海，教導如何治療我們古老轉世的傷口，進而使得更高自我的力量，能有意識地與造化萬物的無限大靈連結，祂是所有富庶、豐盛與天地間喜悅的泉源。

加速成長的治療工具

一九八〇與一九九〇年代是地球史上重要的轉換期，我們全都處於轉變的過程裡，而水晶與礦石正是在個人與行星啟蒙加速我們的治癒與成長的一部分。我們現在對水晶的運用將會繼續擴展到生活中的各個層面裡，並受到正統醫療界的認同。即使在現在，水晶就被運用在顯微手術的雷射上。針灸與經絡的概念在一百年前是不被西方接納的，直到成功地證實了它的效果才改觀，水晶治療的法門如今不斷地重新現世。在未來，也如天命所指，它會被證實是最具效果的一項治療方法，不僅是針對身體，同時也消除心與腦失調所造成的身體不適。

當水晶所輻射的光、色彩頻率與能量滲入氣場之後，清空腦海中的疑惑，恐懼自心中拔除，身體進而就能自在地展現出與靈性協調的狀態。「高等水晶治療藝術水晶學院」致力於水晶治療的技巧與實務，並歡迎所有真誠希望深入學習礦石排列與相關治療法的學生。

《水晶高頻治療》一書提供無經驗者與專業人士們適當的訊息，將水晶與礦石的治癒力帶進個人生活與實際治療中，同時提供特定的進階技巧與療法，使得讀者可以有意識地接觸到內在智慧之源，獲得大量的光能來療癒自己，能在生活中真實地表達出較高自我。

我深深著迷並滿懷希望的是，許多人潛意識（或有意識）地已經知道水晶療癒的潛力與威力。透過個人與水晶礦石的研究與經驗為基礎，構築出一套真實的知識，古老的記憶面紗也被揭開。看到光能化為物質的結晶，並運用在生活的各種用途上，從讓手錶準時轉動到治癒深層的內心，是很令人感到鼓舞的。

第一冊《水晶光能啟蒙》書中的資訊廣被接受是一個正面指標，顯示許多人認同身體所呈現出來的知識，而總和來看，我們正以水晶為媒介向光成長。水晶的力量正逐漸增加中，而未來仍會持續如此，因為我們正跨入真知的黃金時代的門檻。本質上，水晶與礦石是我們的老師和嚮導，它們真切地反映與展現出的光，正是一切造物的共同起源。

對我而言，水晶是進階的治療技術中，長梯上的最後一階。它們是創造出「奇蹟」的純淨治癒能量中的最高層級，不過非常重要的是要同時了解到在使用水晶時，雖然它們如此美麗與具有魅力，但終究是一種工具。若把它們看得比我們自己更有力量的話，就無法看到真正的課題。水晶不是「物」，它是光，而我們也是光！要有效地發揮水晶的最高用途，是要把培養運用自己內心之光與資源的能力，作為終極學習目標。水晶是一種有力量的工具，能協助我們平靜、滋長，擁抱與展現出如水晶般清澈的內在之光。

《水晶高頻治療》是水晶三部曲中的第二本書，呈現給能認同這些資訊的讀者，以及堅定前行的水晶治療師和那些需要療癒的人，它也呈現給孩童與地球。由於後面章節中的資訊是來自個人的經驗，它是敞開地接納符合更高真理的修訂。我的祈請與意識的投射，是希望本書資訊只被用在正面的用途上，透過這些資訊讓更多人走回自己真理與力量的光明中心。謝謝你們！

PART 1 進階水晶治療

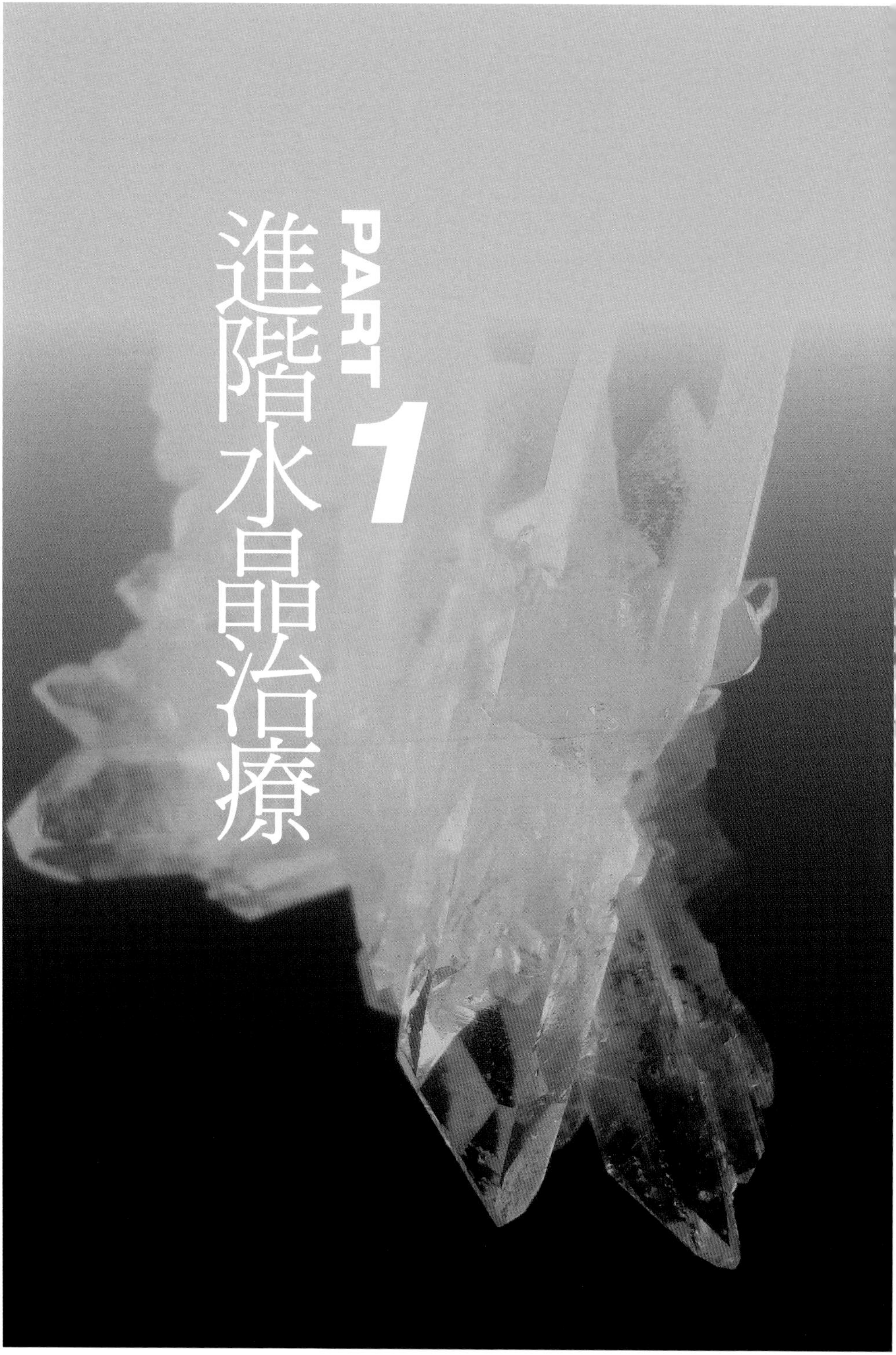

1 水晶治療特定技巧

在水晶三部曲的第一冊《水晶光能啟蒙》中，論及許多水晶與礦石的療癒內涵、水晶療癒的技巧，及各種礦石排列法等基本訊息。將這些資訊提供給實際運用水晶的人們，使我覺得更有責任要分享出特定的技巧，因為水晶與礦石一旦排列在身上，強而有力的能量就開始流動了。許多讀者都已見證過水晶礦石的效果了，當脈輪敞開時，裡頭堵塞住的能量浮現，當這些能量要釋放出來時，你也許不知該如何處理，或是如何引導其中必然產生的變化。本書所提供的訊息，即是如何去處理這些淤塞的能量，如何接觸源頭、從靈性上去了解疾病的根源，以及如何化解、學習其中的功課，然後放下並繼續提升。

在此提及的療癒方法，是我多年來在實際的水晶療癒中所運用的，許多療癒法已具有完整的理論與實務操作系統（例如前世療法、驅邪法等等），在本書裡是與水晶治療的技術與實務操作合併使用。在任何療法中加入水晶一起運作，都會增加其效果，擴大治療能量。若對其中的療癒主題有不熟悉之處，建議你去深入與完整地了解，再融入水晶治療裡。我很榮幸將這些療癒法介紹給各位，並請您在使用水晶之前，先連結自己內在之光及水晶礦石的能量。

覺知水晶的力量

在開始對他人施行水晶療癒的技術前，需要有意識的認知與接受施行技術的責任。有些人並沒有覺知到水晶與礦石在融入人體電磁場後所產生的力量，因而造成了許多傷害。在水晶治療中，許多微細卻顯著的變化會發生，當事人需要準備好並有能力去處理。當氣場中充滿著礦石所輻射的光芒時，會對當事人的每個層面直接產生效應，心智上的覺知提高了，情緒層面變得高度敏感，如果運用正確的程序，靈性能量可以被整合到身體裡，使奇蹟般的療癒發生。如果對其施行的力量沒有覺知與過度天真，嚴重的分裂、脆弱的敏感性、未開通的能量，則會帶來弊多於利的後果。運用本書後面章節所提到的療癒法，即能將水晶礦石的力量駕馭在治療與提升的作用上。

水晶治療是一門漸進式的技術，具有創造出對心智體、情緒體、肉體與靈性體全面療癒的潛力。施行水晶療癒是一種放下並讓神的意旨來運作的機會，是內心傾聽靈魂訊息的時候，是深入對內在自我的信任的時刻。

水晶治療是色彩與光能的最極致能量，在人類的精微層面上運作，當這種能量上的互動產生時，可以觸及當事人最深的本質，因而能了解為何我們創造出生活的實相。當我們明白自己為何吸引這些生活的境況，以及生活事件要給我們的靈性課題時，我們即能為自己負起完整的責任，並創造我們所選擇、所要過的生活。內心的寧靜與個人的力量，是一個人能與自我協調，並明瞭事件為何如此發生的目的，於是，無須再扮演受害者的角色，成為受控而無奈的命運囚徒。

施予水晶治療時，需要治療師心智上持續地專注，並放下個人的問題，全然地融入他所運作的對象。當被治療者接受水晶治療時，其心智體或情緒體層面的障礙會浮現到意識表層上，且以更寬廣的觀點來看待這些障礙。

水晶治療能帶來更多的光能和色彩到氣場中，當礦石受到自然光照射而發散光澤時，能量也擴大了，協助看清濁氣中的訊息，以及掌控人生事件的業力模式。在這份洞察之中，被治療者可能有意識地獲得領悟、終結惡性循環、清理業力、學到珍貴的課題，且獲得更完整、更高層次的力量。

當氣場敞開且清澈時，能活化脈輪的運轉，使我們能有意識地觸及個人最深沉、最純淨的一面。氣場的振動頻率一旦提高，不管是心智的、情緒的或潛意識中振動較低的能量都會浮現、釋放，使得內心受到淨化、療癒與轉化。運用本書所介紹的技巧和水晶礦石的高度光能和療癒頻率，可以正向地改變個人形象，改變不合時宜的信念系統與觀念，獲致內在的和諧與寧靜。個人有了內在的安寧為基礎後，能發自內心感到滿足與喜樂，進而促進地球的轉化，外在的物質世界將反映及展現我們內在的生命狀態。

2

治療空間準備工作

在進行水晶治療之前，很重要的準備工作是，要清空思緒、安住在自己的內在，並將注意力集中於內心和所使用的水晶礦石上。在案主到來之前，你可以坐下來，把礦石放在面前，做幾個深呼吸。你可能想在左手握著一個紫水晶（Amethyst），增加你的直覺力，或者你想要將你靜坐時最喜歡握著的石頭，放在眉心輪或心輪上。順著呼吸之流，每當吐氣時，釋放你所有個人的問題，在你吸氣時，觀想吸引更多的光與能量到你的意識和身體中。在你準備要與案主連結，並使用水晶力量的同時，召喚你個人療癒力的源頭。我在啟動水晶療癒前所做的召喚語如下：

我召喚淨光兄弟之光，

我召喚偉大的中心太陽之光，
我召喚我自己的永恆存在之光，
我召喚無限大靈之光。

複誦這段肯定語，至少三次，之後我會覺得清澈而準備好要開始治療工作（肯定語也可以在你想要祈求力量與保護的任何時刻運用）。

在開始工作前，以這些方式來安住與連結內在，不僅讓自己準備好能使用眼前握有的力量，同時也可釋放個人思緒，而能有意識地處於眼前當下的境況裡。這是一個進入動態靜心很好的機會，讓你在活動身體的同時，更能夠保持清澈、客觀與覺知。

準備及淨化空間

在每場水晶治療的個案前後，很重要的是清理所使用的水晶礦石，以及淨化空間中可能潛伏的殘餘靈能。有幾種方法可以淨化空間：最好的是打開門窗，讓新鮮空氣流通；另一個有效的方法是點香，或是點鼠尾草和香柏做的薰香棒，這是美國印第安原住民傳統中最為人知的一種淨化空間的方法（詳見第十四章：淨化和重新充電）。或者可點上蠟燭，至少燃燒十分鐘。

同樣有效的淨化方法是水晶冥想，把白色發電機水晶（Clear Quartz Generator）置於第三眼，水晶尖端朝外，投射心念吸引清新的振動能量，並消解因先前的療癒過程而滯留在空間中的所有負面思想或情感。一個正向的環境能幫助身為治療師的你保持中立與安住內心，同時也提供案主一個安全清澈的空間，來進行轉化。

另一個重要的要素是，要覺知你所運作的這個對象，很可能正要經歷改變，清理情緒、釋放舊信念和驅散負面能量。身為治療師，保護自己是很重要的，不要把這些能量帶入你的生活裡，保護自己的最好方法，是在進行療癒時握著一個你最喜歡的水晶（例如白色發電機水晶），並讓尖端

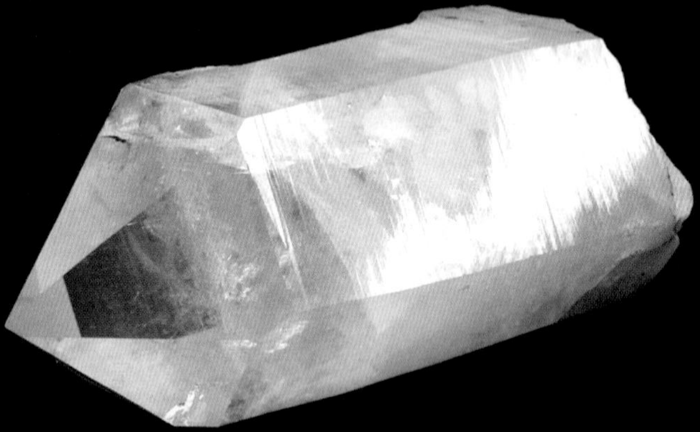
白色發電機水晶 Clear Quartz Generator

朝外。

在做治療前的準備時，你可以做此冥想：吸氣時，觀想光從你的頂輪進入，吐氣時，光從你的心輪放射出來包圍著你，形成一個白光的保護場，這也會增加從你心輪放射而出的療癒能量。

在施行療癒與運用水晶礦石時，使自己根植於大地非常重要，其方法是：觀想光（或豐富的色彩）在吸氣時沿著脊椎從頭頂走向底部，而吐氣時，觀想能量從大腿流向腳底，再從腳底流向大地。藉著這些觀想，可以使自己在整場療癒過程中都受到保護。不要觀想吸氣時將案主的能量吸入，吐氣時從頭頂排出，這會使自己受到負面能量的傷害程度增加，導致能量耗散或是枯竭。以覺知及正向的方法，才能確保施行者和案主有個安全、受保護的環境。

進行水晶療癒需要安靜的環境，儘量避免外來的噪音，能使人放鬆與進入冥想。如果你所在的地方沒有足夠的安靜空間（或是你正外出到別人家裡），可能有必要在你進行療癒的地方建立一個具有保護性的能量場。可以在房間的四個角落放置白色發電機水晶，尖端朝向房間中央，然後站在房間中央，握著一個白色發電機水晶，尖端陸續朝向四個角落上的水晶。當你將你的療癒能量透過手上的水晶，以逆時針方向旋轉傳導出去，這樣一來，便使得空間的能量獲得封存，不受外來能量干擾（也可用雷射棒來建立一個保護場，詳見第169頁）。

因陽光對礦石的自然反射，所以白天是理想的治療時間。放一些輕柔的音樂作背景，四周多放些水晶，盡可能增加光能的力量。按摩床或是高度及腰的床是最適合的，案主面朝上方躺著接受治療，通常會用到兩個枕頭，一個枕在頭部，一個枕在膝蓋下方，避免下背部承受壓力。

將水晶直接放在皮膚上，效果最佳，所以案主最好能上半身赤裸，如果覺得赤裸會不自在，則可穿著自然纖維如棉、毛、絲製的衣服，較能促進礦石能量的傳導。如果治療空間裡的溫度較低，當案主的上半身暴露在空氣中時，可以拿條毯子蓋住手腳及腿部。

創造信任感

一場水晶治療通常要花上兩個小時，所以讓案主感到舒適與放鬆是很重要的。常常案主會覺得只過了很短的時間，因為在療癒中非常深入內在。我們平常清醒時所經驗到的線性時間頻率，會因水晶礦石的光能充滿氣場後，而產生劇烈改變。這種時間彎曲的現象很常見，需要受到調控，治療師有時會在治療時收到直覺的指引去調控時間狀態。遇到這種情形時，治療師有責任維持案主的舒適與安穩，當個人在身體上覺得安全，並受到照顧時，會比較容易連結內在深層的世界。

除了給與身體上的安全感，讓治療對象感到更深的信任也同樣重要。水晶治療會觸及極為深刻的親密層次，有時案主觸及從未經歷過的意識深度，往往非常私密或令人難堪的想法與記憶會浮現，很重要的是保持不評斷的態度，對所有浮現的事都要守密，信任與守密能確保一個正向的情境，是讓治療發生的關鍵因素。

當你的案主抵達時，先坐下來談談，看看有哪些地方需要運作，哪裡有阻塞與緊繃，哪部分的身體是失衡或不舒服的，當事人是否有發生什麼事。詢問對方有什麼是需要加強與清理的，這段談話可以給水晶治療師初步提示，哪裡是要集中治療的部位，以及要選用何種礦石。

通常一個覺得需要接受水晶治療的人，內在知道需要做些改變，以便成長與痊癒。水晶治療可讓接受治療的人去連結原先無法觸及的內在，喚醒內在智慧來回答所有問題，並治療所有傷痕。

時間意識暫停

施行或接受水晶治療是一項靜心的行為，此時要能放下一切，專注在當下。透過對當下的覺知，我們能連結內心泉源並取得正確資訊，來了解眼前正在面對的問題。要解開宇宙偉大的謎題，其解答就在我們內心，藉著萃取出永恆片刻中的精華，我們能獲得關於前世業力、當前現況、未來事件的解答。所有時間都存在於瞬間片刻的中性地帶，當心思安靜下來並向內凝聚時，就有可能以第三眼的全然洞察，來照見與得知某人與我們同為宇宙一份子的真理。

很重要的是，提供水晶治療的人要能保持相當的覺知與處於當下的狀態，不要為了個人問題而分心。專注地與治療對象在一起，關注他的呼吸和釋放的朕兆，此時也要十分注意所使用的水晶礦石，依需要去放置或移開。

即使你能使用關於礦石、脈輪、色彩等理性層面的知識，覺知與行動仍是以直覺、當下的明白為基礎。透過定靜當下的心思、穩定意識，則有可能遵循直覺所帶來的細微驅力，來引導礦石的放置或是移除，以及給與指引和給對方個人的回應。

接受水晶治療的人，有著難得的機會可以碰觸到存在的深層本質，當心平靜下來進入當下，注意力放在內心時，能夠與靈魂融合。當下的覺知是首要關鍵，能化解潛意識的陰影，打開超意識的大門，並跨越靈性世界的門檻。在這種情形下，有可能以更寬廣的觀點，從人生成長進化的經驗、甚至從最創痛的事件裡所獲得的理解，來看待疾病或失衡。全然的自我負責和提升個人力量，是促進地球整體提升的第一步，它始於在當下與我們自己無限靈性的光輝有意識的融合。

呼吸的力量

呼吸是人獲得生命能量的最主要來源，透過呼吸，生命能進入體內。透過氣體的交換，每個人與宇宙產生互動。在吸氣時，我們接收生命能量，吐氣時我們又將之交還出去，我們能長時間不吃東西或是幾天不喝水而生活，但幾分鐘不呼吸就無法活下去。這股力量能活化脈輪，使精微能量體與身體獲得活力，將療癒力帶進來，透過有意識的導引來運用它。

覺知呼吸是使覺知進入當下最有效的方法之一。呼吸存在於每個連續的當下之中，藉著將心智的專注力微調到每個吸氣與吐氣上，讓心智平和中立，直覺即能被清楚地認出來。

當案主面部朝上地躺在治療床上時，請他閉上眼睛，然後用語言導引案主去覺知每個吸氣與吐氣。運用意象的觀想來將心思向內導引，在用語言導引對方的注意力向內走時，讓你的聲音盡可能輕柔、有節奏感。你可以運用這樣的意象：

吸氣，讓自己進入內心深處。吐氣，同時放下所有的問題、煩惱與擔憂。吸氣，深深地進入自己的內心。吐氣並臣服、放鬆、放下。

通常要一個人做徹底的呼吸是很困難的，多數人只用上半部的肺來呼吸。只有當全然有意識的呼吸時，我們才可能經驗到最大的生理刺激，才能徹底地吸氣進來。當我們長大後，經歷過一些創痛和痛苦的情境，往往我們不會想再次去感覺這些經驗，因此潛意識地會透過淺式呼吸來切斷生命力。當這些生命事件發生時，我們關閉呼吸，因為呼吸就是意謂活著，而生活並非永遠都是愉悅、容易消受的。但藉著短而淺的呼吸，我們納進較少的生命力，對沮喪與痛苦的感受也會較輕微。

此時所會產生的問題是，潛意識的記憶與每個創傷相關的情緒會儲存在太陽神經叢，那是呼吸不願意進入的地方。如此一來，便在以肚臍為中心的下層脈輪和以心為中心的上層脈輪之間，創造出一個重大的阻隔，在太陽神經叢上的緊縮能量，使得天的力量與地上的實相無法完全整合。

如果我們能夠在每個情緒衝擊中保持集中與安住內在中心，那麼就有可能深度與徹底的呼吸，進而能在人生事件裡保持輕鬆心態來學習其中的課題。由於我們常常無法如此做，於是就需要將壓抑在太陽神經叢上的感覺消去，釋放來自潛意識的舊有記憶，以治癒身體，平衡上下半部的能量中心。

藉由在水晶治療過程中觀察一個人的呼吸，你能注意到他們在哪一處曾停止接受生命力，往往這是開始產生疾病與失衡的部位，也是需要放置水晶礦石的地方。你可以使用白色發電機水晶，來導引有意識的呼吸之流。

中軸線聚焦

有一個好方法，可以讓我們藉著呼吸聚焦到當下，它稱之為中軸線（Center Line；或稱中脈）聚焦。開始時，請接受治療的人閉上眼睛，專注在呼吸上，觀想一個直徑六吋的金黃色光球在頭頂上，讓案主將這光從頭頂吸進身體來，進入前額，活化第三眼，並且往下穿透每個能量中心，直達脊椎的底層。這可使每個脈輪在你以語言引導呼吸的氣流通過人體中脈時，受到光的碰觸。吐氣時，則觀想光沿著脊椎向上攀升，從頭頂出去，這樣觀想光在脊椎上下流動，可以使得當事人創造出一條黃金中軸線，這條線能導引來自頭頂上的無限之光，進到每個脈輪，將靈性力量整合到心智、心與身體中。

中脈聚焦法對活化神經系統特別有益，透過專注在中樞神經軸線，專注在乙太體上的脊椎來統合脈輪，調理任督二脈來活化經絡系統。

透過有意識的中脈呼吸，也能夠使我們認同內在的中性自我，讓頭腦和心進入一種抽離的狀態。再一次的，運用語言引導你的案主：

> 深深地吸氣到你的中脈，吐氣並放下所有的念頭，觀想光在你的脊椎上移動著。吸氣並進入到你自身光的中心裡，吐氣，並放下所有緊張，所有那些使你在吸氣中無法

進入更深狀態的緊張。

有些人發覺吸氣時導引光向上、吐氣時則光向下，會比較容易做到，每個人可以最有利於自己的方式運作，所以當案主的能量不是很穩定時（理性過強、過於情緒化或是恍恍惚惚），如果換個不同的方式來導引可能會比較理想。你可以請他們吸氣並導引能量到脊椎底端，而吐氣時，則是從肛門排出，或是沿著腿向下到腳底。透過意念來導引能量的方法，可以針對每個人的需求而定，可能在每次的療程裡也會有所不同。

當案主放鬆時，運用橫膈膜和下腹部的肌肉，引導呼吸進到中軸線，重點是使呼吸通過太陽神經叢和臍輪，讓下三輪的能量與心輪的能量銜接起來，如此能直接將礦石的療癒力整合到身體裡。臍輪是身體的中心，而心輪形成靈性體的基礎，當把金色光從頂輪帶進中軸線並深深地吸入臍輪時，能量則轉換到身體裡作為療癒身體之用。

一旦案主的呼吸達到徹底與深沉的程度時，便可以把礦石置於他的身體上，在整個治療過程裡，引導案主運用中軸線聚焦呼吸法，讓案主融入生命力中，有能力為自己導引能量。

當療程進展的同時，你的案主也會益發覺知到原先壓抑的情緒，或是浮現出視覺畫面，很重要的是繼續保持徹底而深沉的呼吸。短促而淺表的呼吸是首先會出現的朕兆，表示當事人即將要碰觸到深沉的心理或情緒創傷，而這創傷是導致疾病發生的原因，當你要處理這些失衡的問題時，往往有需要讓案主再次聚焦在呼吸上並觀想中軸線，以釋放或調和浮上表面的創傷片段。

另一個有效的方法是，將你的手放在他的能量緊縮之處，導引他深深地吸氣。將手放上去時，也是一個極佳的機會，讓療癒能量能透過碰觸進入到他出現問題的部位，這也有助於身體重新與潛意識裡失去連結的部分再度連結。

如果有人因胃潰瘍前來做治療，而水晶療程進行中感受到幼年時所經驗到的各種恐懼和焦慮（這些情緒一路被帶到成年後的生活裡），請幫助你的案主吸氣，並觀想平靜的藍色進入胃部和橫膈膜區。在這種情形下，藍色是憤怒紅色潰瘍的消解劑，同樣的，置放淡藍色

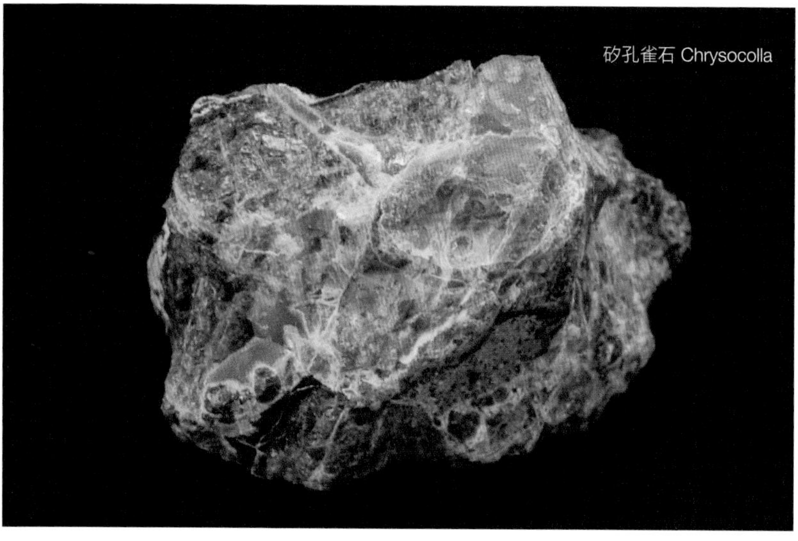
矽孔雀石 Chrysocolla

系的礦石在胃部與太陽神經叢區也會有所助益，如綠松石（Turquoise）、矽寶石（Gem Silica）、矽孔雀石（Chrysocolla）、海藍寶（Aquamarine）或天河石（Amazonite），或者把你的手放在上面亦可。

用語言導引對方做呼吸，吸氣進入中軸線，吐氣時把胃部的緊張吐出來，亦可運用白色發電機水晶在不適之處或其上方，透過水晶發射你的治療能量，使其力量更為緊密與強大。

在整場治療與私密的運作過程中，呼吸會是調和與增強力量的主要工具。

總結：每個呼吸都要深入而完整，將生命能吸進身體裡，特別是那些不舒服的部位。觀想呼吸在中軸線中移動，吸氣時從頂輪而下，吐氣時從脊椎底部上升。隨著這樣的呼吸，肚臍一帶和腹部肌肉會擴張與收縮，而生命力則透過臍輪中心整合到身體裡。運用觀想來引導呼吸進入痛苦的部位，在每次吸氣時重新充電，吐氣時釋放壓力與緊張。看著肺部充滿空氣，就像替杯子注入水一樣。吸氣時，首先是注入底部，接著是中間，接著是肺的上半部，而橫膈膜下沉，腹部肌肉擴張。吐氣時，杯子變成空的，先是上層，接著中間，收縮腹部的肌肉推動呼吸向上出去。這是一種簡單合宜的呼吸，可以融合到日常運動中，成為案主持續循環療癒能量的維護工作。

瑜伽行者和舞者都曾學習過如何運用呼吸來增加個人的活力。每次當你需要集中精神時，閉上眼睛，吸氣時感覺呼吸中的力量；吐氣時，釋放壓力情緒或是焦慮。呼吸一直都在，是你隨時可運用的工具。

水晶礦石排列

在《水晶光能啟蒙》的第三章裡，我建議了六種水晶治療的排列法。其中任何一項皆可運用，即使你能運用對脈輪、色彩的效力與水晶的力量等知識，但水晶的確實排列方式，總是因人因時而需要依直覺來操作。曾有一段時間，我會在案主到來之前即預想好我想要運用的排列法，但等到真的要排列礦石時，卻又引導出有別於我預期的新組合。因此我明白，即使你理性上能做預測，但最清晰的指引卻是在每個當下遵循直覺的引導。如果你能打開你的心、放鬆，傾聽內在的聲音，你會被引導去使用正確的礦石和它所要放置的位置，也會知道為何要如此做，以及何時可以把它移走。

放置礦石的方式大多是取決於接受治療的人，以及你導引能量的方式。如果案主是充滿恐懼與哀傷，或是缺乏對自己的愛，你可以在心輪的四周，集中放上粉晶（Rose Quartz）、粉紅與綠色電氣石（pink and green Tourmaline）、綠東菱石（Green Aventurine）、紫鋰輝石（Kunzite）、薔薇輝石（Rhodonite）、菱錳礦（Rhodochrosite），以及其他與心輪有關的礦石。如果有人無法展現實現個人目標的顯化力，或是覺得無力與無助時，你可以在肚臍四周使用黃水晶（Citrine）、髮晶（Rutilated Quartz）、金色黃玉（Golden Topaz）、虎眼石（Tiger's Eye）以及金色方解石（Gold Calcite）。

如果案主無法表達出他的感覺，可以用矽寶石、海藍寶、藍紋瑪瑙（Blue Lace Agate）或天河石和矽孔雀石。在集中運作某個脈輪時，很重要的是至少要在其他脈輪點上放置一個礦石，以平衡各能量中心，將作用力做全盤系統的整合。例如：將煙水晶（Smoky Quartz）放在第一輪、紅玉髓（Carnelian）在第二輪、黃水晶在肚臍、綠東菱石在太陽神經叢、粉晶在心輪、天河石在喉輪、紫水晶在第三眼、白水晶在髮線上。

總而言之，礦石排列會依據個人、當下的機緣與你自身調和的狀況而有所不同。礦石排列的顏色與設計的組合，每次皆有其個別獨特的呈現，針對當時的狀態而有不同，每次的排列都是一個機會，敏銳而具創意地來運用光與色彩的力量。運用你的內在指引，當你的內在說話時，好好去傾聽。

一旦礦石被排列好並與案主的內在光能中心連接時（這大約要五分鐘的時間），這段時間裡，對方會處於相當敏感和脆弱的狀態。當有一股更大的能量流穿透案主的氣場並隨之進入身體時，水晶治療師必須非常注意並提高覺知。這是為何深度呼吸是很重要的，因為可藉此將最細微的能量整合進入身體裡。透過觀察喉嚨與肚臍的脈搏，可看見心跳、血壓漸漸上升，整個代謝系統重新適應新加入的能量。隨著案主的意識安住在內在自性的聖殿時，他的感受會變得十分敏銳。有時（當案主無法將礦石的較高能量整合到氣場裡時）需要將某些或是所有礦石立刻拿起來，等到呼吸變得平緩，脈搏的速度調

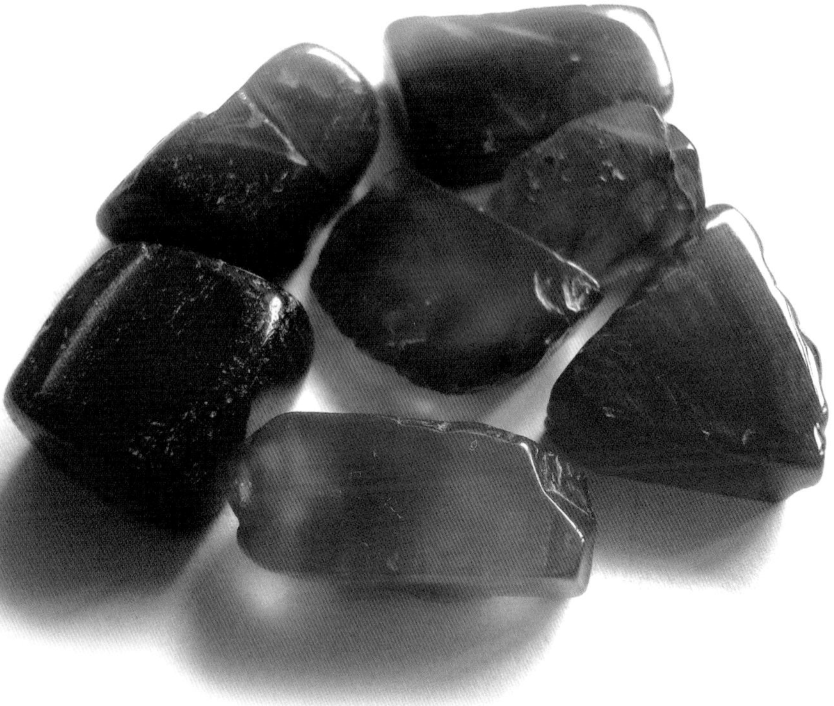

紅玉髓 Carnelian

和時，再繼續治療。

保護與指引

在進行水晶治療的過程中，當礦石的頻率與人體的電磁場融合時，高度啟動光能的潛力是非常強烈的。此時可以進入內在世界，並能理解高度次元的實相，水晶點亮了道路，使我們能跨越靈性世界的門檻。重要的是，氣場被打開，當事人對靈力與乙太層面的影響會變得格外脆弱，你只會想要讓最高、最正面的力量與存有出現。要確保這點，請握著一個白色發電機水晶的尾端，尖端向外置於眉心，並大聲說出如下的宣言：

我召喚光與色彩的最高力量到來，透過水晶與礦石來運作。我召喚（案主的名字）、指導上師、靈性導師出現與我們同在，協助這場治療。最重要的是，我召喚（案主的名字）最真實的本質來到這裡，根據此時他／她最需要的，重新更新他／她的心與腦，以獲得了解、清澈與療癒。

在召喚保護與指引時，將這段話唸出來，是十分有威力的。當唸完這段話，你可以確信只有正面的力量會出現，這也是一段祈請案主的靈魂力量來參與及溝通的祈請文。接下來，開始介紹治療法。

3 各種治療法

水晶治療師在被治療者身上放置礦石的同時，也利用語言導引他的意識往內心深入，到目前為止，案主一直是處於被動的狀態。現在是與靈魂產生互動與溝通的時刻，並將其中的智慧與治療師分享。有時，當案主深深地聚焦在自己內心時，幾乎無法言語，可是一旦開始語言上的溝通後，通常很容易繼續下去。

治療中最重要的部分現在要發生了，即是——有意識地接觸靈魂的示現。這種交流的關鍵是，當細微的訊息或影像從靈魂層次浮現表意識時，能夠被我們認出與明白。通常在日常生活中，我們接收著這些訊息，但常常被忽略，或猶豫是否要表達出來，或者我們注意到這些訊息，並採取行動來遵循這股脈動。

在水晶治療的過程中，一旦放入礦石，氣場就透澈了，被治療者會放鬆下來，向內連結，會毫不質疑地知道所有浮現出來的訊息或影像。有時，這些影像或畫面或象徵是模糊的、陌生或是沒有意義的。但是當你繼續完成整場治療時，這些訊息會自然呈現出它所代表的意義。水晶治療師的工作，是協助詮釋與定義浮現在被治療者腦海中的訊息，當下的覺知可以使治療師連結案主的靈魂層面，並獲得直覺的指引。

啟動靈魂符號

注意力與有覺知的專注，是喚起內在意識並活化直覺的主要關鍵。在運用一段時間將覺知帶往內心之後，我們現在已準備好將來自靈魂層面的智慧整合到表意識。在召喚保護與指引之後，對被治療者的內心說以下一段話：

你的心現在是非常敞開、清澈而能夠接收的，我們此時請求你的靈魂給與你內心一個影像、符號、意象或是一種感覺。當你能感受到這影像時，請跟我分享你所感受到的。

這段話能啟動靈魂示現在療癒過程中，此時不管腦海中浮現何種影像，皆是我們要去運作的。有時它會是一個很明顯的符號或標誌，有時則是一種顏色或是模糊的印象。如果你需要對影像的意義獲得更清澈的洞察，可以問問當事人對它的感覺，問問對方它的意義是什麼、跟什麼有關。有一次，我的案主浮現出馬桶沖水的影像，我並未覺得有什麼值得注意，只是問問案主那是什麼意思。他隨即知道那是一個朕兆，象徵他已準備好去清理廢物，或是釋放他不再需要的，這使我們知道他即將進行一場重要的淨化與清理。

從這樣的連結開始，治療會漸行深入。如果符號是綠色的，即象徵療癒，你可以導引當事人將綠色療癒能量吸入到有問題的部位，且在療程進行時注意其療癒本質，一旦案主能有意識地與靈魂層面接觸，你可以將其注意力導引到特別需要療癒的部位上，或任何案主想要處理的問題上。

意識轉換

當意識向內集中，以水晶點亮內在道路後，便開啟了一個領悟的現象世界。這就好像你能從一個擴大的角度來看到你的人生、時空情境、整個宇宙。從這樣的觀點，你就有可能清楚地看見事件背後的目的，了解為何需要吸引這特定的情境到來。在這個層面上，當你檢視所有你存在所經驗過的事件的紀錄時，則有可能接上你自己的阿卡莎（akashic）靈魂紀錄。可以透過啟動意識轉換，讓這狀態下呈現的影像，來連繫或感受能治癒所有失調的療癒能量源頭。

身為一個水晶治療師，你的工作即是導引夥伴的注意力去獲得內在的洞見。你的聲音需要柔軟、有韻律感並讓人信任，透過語言的力量，你導引、鼓勵、溝通並引領方向。在接收者聽起來你的聲音會是和諧的，你能促使同伴進入更深的覺知狀態，那是在沒有你的協助下無法達成的。當你連結上你的直覺時，語言的力量能啟動的意識層面很像是受催眠下的狀態。水晶治療的某些預備技巧與催眠很像，主要的差別在於，被治療者保持全然的清醒，能全場主控自己。如此一來，從意識轉換狀態下取得的觀點與洞見，能為當事人所目睹與經驗。

第三眼喚醒者

有幾種礦石可放置在第三眼上，以啟動意識轉換狀態下的影像：紫水晶、矽寶石、藍銅礦（Azurite）和舒俱徠石（Luvulite）（在《水晶光能啟蒙》一書中皆有提到）。每種礦石都有其獨特效力，可以彼此搭配使用，創造出清晰的洞見，讓靈魂能用第三眼來看。

紫水晶

紫水晶是第三眼的主要礦石，就像粉晶對於心輪一樣，能吸取其中的能量，用以自我治療與自我啟蒙。紫水晶也是靜心時主要使用的礦石，它能平撫受到困擾的頭腦，進入完全的安寧中。紫水晶的清澈紫色光，是完美的反射，就像更高層世界投射下來的一股寧靜，安定我們的頭腦，使我們能連結到內在的智慧。

矽寶石

矽寶石是紫水晶的近友，它的高貴使得它與紫水晶共享新世紀礦石的稱號。它通常與紫水晶合併使用於眉心處，以激發出較高預見的力量，以第三眼的力量看透時間與空間的幻象，進入靈性世界。矽寶石能導引鮮活的藍綠色光進入腦海中，喚醒內在感官，看見乙太世界中的奇蹟。矽寶石是純淨的藍光，代表女性般的直覺，像是一座高山深湖，將注意力帶入無限延伸的想像世界。

矽寶石是在運作靈通技巧上重要的礦石，可以促進在通靈、解讀訊息或諮商時，精確地將感應轉譯成語言。因為藍色是喉輪的天然色，所以這種礦石也可以直接放在喉輪上，促進影像式的概念透過語言的力量顯化出來。

矽寶石也能治癒有關第二脈輪的問題，減輕來自女性身分的認同、性的摩擦與生殖力量的失衡。矽寶石是一種多切面的石頭，可以在水晶治療中以不同的方式來放置。它是從矽孔雀石演化而來，質地上分為許多等級，最清澈的等級可以運用在第三眼上，來確保精確感知與詮釋直覺力的經驗。

紫水晶 Amethyst

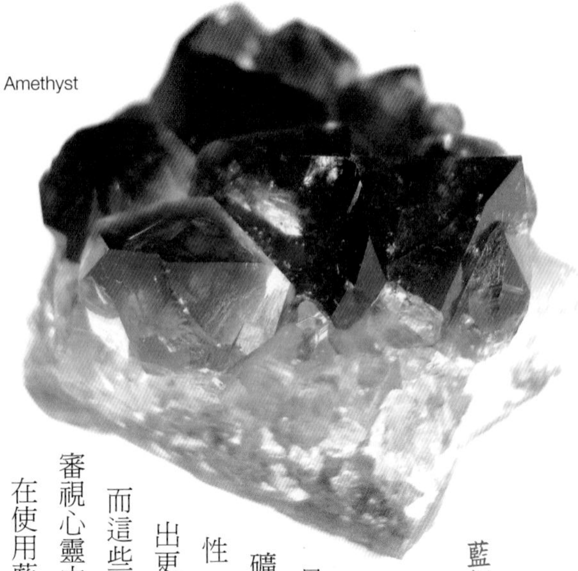

藍銅礦

在有意識的準備好去面對個人恐懼時，藍銅礦是最具威力的礦石。與藍銅礦並列「深藍三寶」的是方鈉石（Sodolite）與青金石（Lapis），然而藍銅礦的不同處在於藍銅礦的結晶化，也因其結晶的特性，它對潛意識具有更深入的穿透力。結晶化能創造出更多光的反射，使得藍銅礦能化解浮現而上的恐懼，而這些恐懼使得心智一直牽繫著過去。當一個人準備好去審視心靈中閉鎖或受局限之處時，才使用藍銅礦。

在使用藍銅礦時需要伴隨著覺知，不管是治療師或是案主，對它的力量都要保持覺察，要準備好去處理從潛意識的陰暗面中浮現上來的事物。當純淨的藍銅礦被放置在後腦枕骨處（頭蓋骨的底部），根植於遠古過去的恐懼會被喚起，或是喚回隱藏在驚恐之下的前世記憶。

處理因果層面上的恐懼時，最好是與紫水晶同步運用在眉心輪處，以平靜腦海，連結內在自我。若是在太陽神經叢處輔以孔雀石（Malachite）清除情緒，藍銅礦可以是徹底的心智洗淨劑，讓思想與情緒獲得和諧的更新。與矽寶石一起使用時，藍銅礦受到矽母（Mother Silica）的大力幫助，能協助獲得清澈的洞見，讓靈魂看透恐懼的模式，並種下新的思想種子。

舒俱徠石

舒俱徠石在幾年前才問世，現在能勇敢地以寶石級的品質來呈現其純淨的王者力量。當舒俱徠石用於第三眼的位置時，能使腦海中浮現清澈的明瞭，確實地得知為何靈魂吸引某些經驗，又究竟想要在其中學到什麼課題。我們能使用其完美的紫色面，深植於心智層面當中，以理解靈魂的智慧。

舒俱徠石是紫色光的陽性面，它引導著直覺性的明瞭進入理智面，作為心智的轉化與療癒。在第三眼處，以藍銅礦結合矽寶石及舒俱徠石，能看見源自於前世的問題，了解、學習並予以消除。當想了解引起身體不適的根源時，它也是拿來進行療癒的好礦石。

紫水晶、矽寶石、藍銅礦、舒俱徠石是第三眼礦石的「四重奏」，可以交替地運用在第三眼的位置上，平靜腦海、打開內在洞察力、淨化附著在恐懼模式裡的思想，使我們明白在各種情境背後靈魂的目的。

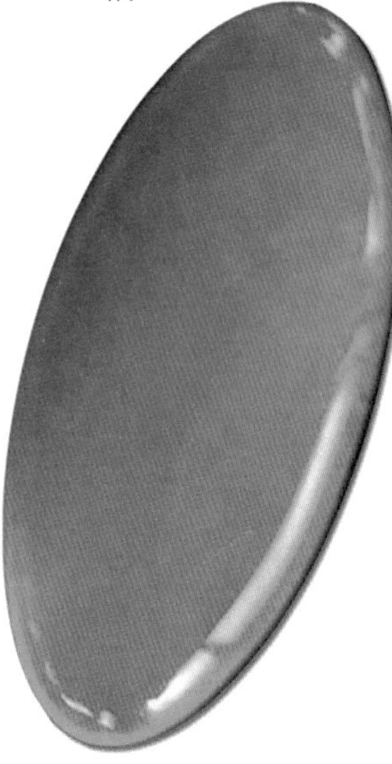

矽寶石 Gem Silica

這些礦石在啟動意識轉換狀態時，是很有力量的，每個在他人身上運用這些礦石的人，都有責任要對所引起的效應保持覺知。當使用這些礦石時，要極為注意案主的反應，並觀察他們的脈搏、呼吸節奏以及精微能量的變化。引導案主的意識進入光的身體中軸線裡，並和緩呼吸之流。當產生深度的放鬆以及向內聚焦時，便能感知到內在自我細微的回應。

引導意識轉換狀態發生的技巧有很多種，我們會談到幾種。請記住，不管在過程中出現什麼狀況，在當下，請運用直覺的力量作為你的指引。

身體掃描

這個技巧最適於處理身體的某個失衡狀態，但並不僅限於這種狀態。它也可以用來清楚看見身體上可能潛伏的疾病或氣場中的模式（此時也是治療師要在視覺想像上或是心智上，確認防護自己的能量場的好時機）。導引你的案主：

想像自己身處於離自己身體三呎高的位置上，你能看見自己身體裡的器官、血管、動脈和神經。你能看見組織與細胞，也可以看見身體四周的能量場、氣場的顏色，身邊哪裡有陰影、哪裡光比較黯淡。

當對方跟你分享他所看到的情形時，做個紀錄，重新導引注意力到那些器官上或是光度晦暗之處。這裡通常是身體失衡的地方，或是心智模式創造出阻礙，使得身體上呈現不適的狀態。

在水晶療癒的過程中，很重要的是手邊準備紙筆，寫下關鍵語句及靈感。在治療中合適的時候唸給被治療者聽，或是在事後用來創作肯定語。回頭閱讀這些特定的字句，能啟動對實相的體驗，促進對療癒有更深的認知。

保護光泡

當你重新使案主的意識聚焦在能量晦暗的區域，仔細觀看陰暗之所以產生的緣由時，讓案主感覺被光圍繞與保護是很有助益的。不管身體或氣場裡儲藏的是什麼樣的記憶、思想或感覺，光在氣場上的圍繞會使身為觀察者的案主更為客觀。思想與感覺會浮現上來，這是引起目前失衡的緣由，在更仔細地去觀照問題時，想像自己被一個無法穿透的白色光泡包圍著，使得自己獲得保護並更為中立。

可如下所述來引導案主：

看著自己被一個無法貫穿的白色光泡所包圍，讓自己能清楚看見產生暗沉的緣

藍銅礦結晶礦 Azurite Nodule

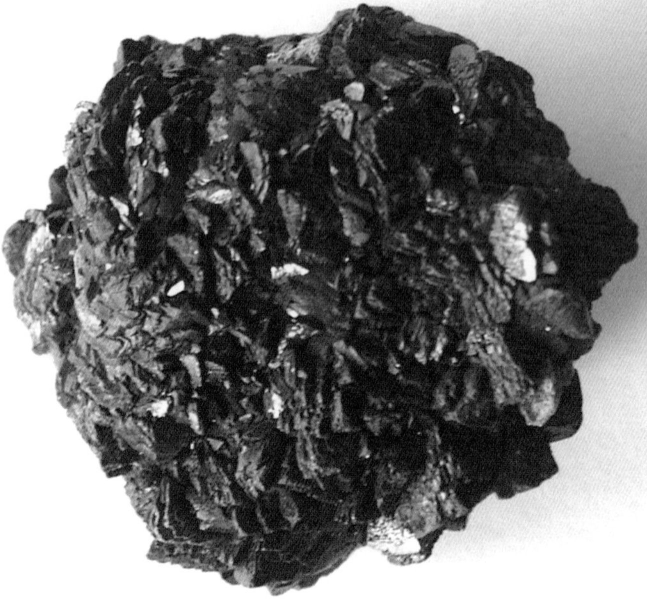

由。知道不管你看見或是憶起什麼，你都是被保護在這個光的泡泡裡，讓你與問題隔開來，使你能帶著中性的觀點來檢視。現在，讓我們來觀察與看見。

讓自己被白光圍繞著，使自己能以白光的身分而非是痛苦的、生病的、潛意識幽暗的當事人的立場來看這件事。在整個療癒過程中，提醒案主，在洞察到疾病的深層起因時，他一直都會受到穩固的保護。這個保護光泡能使得受治療者在潛意識的創傷回憶浮現時，保持抽離。它同時也有意識地創造出一個與光的連結，而光是個人力量與療癒能量的泉源。

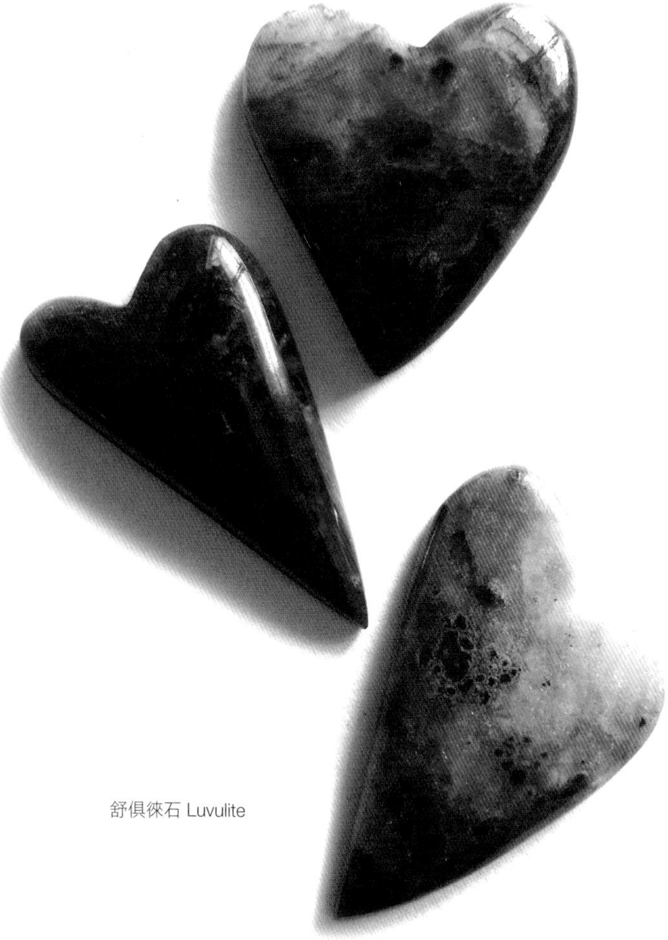

舒俱徠石 Luvulite

有位女士前來接受水晶治療，她的手無由來的十分痠軟。將藍銅礦放在她的第三眼處，貫穿她的潛意識，而藍銅礦上方放置紫水晶，連接她的直覺。綠色電氣石則放在她的肩膀、手肘及手腕上，增加神經傳導。礦石被放在每個脈輪中心上，強化心與太陽神經叢。

在水晶治療的過程中，我們做了身體掃描的練習，她幾乎看不見手肘以下的部分，它簡直像是灰色厚重陰暗的物質。在以白色光泡包圍她之後，她進入了灰色的區域，立即想起在六個禮拜前，她的女兒失蹤了幾個小時。她很擔心很難過，當她找到女兒時，她打了她，嚴厲地責難她為何不告訴她：她去了哪。打孩子的罪惡感深入到手臂裡，現在呈現的是無力與疼痛。

我們後來在她的心輪位置放上許多粉晶與綠東菱石，並觀想寬恕自己、愛自己與了解自己的能量隨著呼吸進入手臂，並在吐氣時吐出罪惡感和自責。當我們做了第二次身體掃描的練習時，她可以看見她的手臂、手掌和手指了。當她吸入療癒能量進入手掌中，並吐出焦慮，我則用白色發電機水晶指向她的手指關節、手腕、手肘、肩膀和脖子。療癒結束時，她的手腕變得更柔軟、疼痛也減輕了，她個人後續的維護工作，包括持續使用粉晶、綠東菱石，專注在愛自己與寬恕自己上。

架設潛意識舞台

另一個洞察事件與深入了解問題的方式，是像電影銀幕一般的畫面，讓你的案主想像一個巨大的舞台，在舞台上，某段記憶或壓抑的感覺將會被重新上演。在舞台上的男女主角會演出曾經真實發生過的劇情，很重要的是被治療者處於觀眾的角色來觀看，把它當作是一場來自潛意識裡的電影與戲劇來審視。不去成為當中的男女主角，角色的決定是在於製作人與導演，當事人可以隨時喊停，劇情會中止，讓當事者隨心的流動去重新修復過去。

這技巧最利於去憶起痛苦的童年記憶，使得當事人能清楚地明白當時的感覺與經驗，讓成人意識更有力量地回到過去的童年情境中，給與療癒、安撫與慰藉。

當我在洛杉磯的瑞光學院演講時，示範了基本能量充電排列（請參閱《水晶光能啟蒙》第68頁），當我在對方的第三眼上放上水晶簇時，當下就喚起一段在五歲時發生的創傷記憶，我們運用了電影銀幕的技巧，讓他的潛意識在銀幕上展開。當時他五歲，跌落在一片玻璃上，前額嚴重割傷，也傷及眼睛。他緊急地被送進醫院急診室並單獨地被留在那裡，流著血躺在病床上。他的母親和護士到了另一個房間，而他又聽到醫生在那個房間裡討論他或許有終生失明的可能。結果玻璃被取出，他的視力也恢復了，但創傷與那時被拋棄的感覺，仍停留在他的氣場裡（就在頭部割傷所在的位置上）。有趣的是，當我在課堂上將水晶傳遞下去讓大家握著去體驗時，他本能地直接將水晶放置在額頭上。

接著我請他大聲地說出來，告訴那小男孩他需要聽到的話，當他成人的意識穿越時間的幻象回到那時候，安慰那小孩，要他放心，跟這個受創的小孩保證他絕對不孤單，一切都會很好的。在他的腦海裡，看著成人的他去治療童年的他，讓他能釋放先前早已遺忘卻帶來被拋棄感與恐懼的創傷。

這電影銀幕的技巧亦可用在個人靜心的時候，只要當事人能夠同時保持觀察者的角色與當下的成人意識即可。水晶治療師負責協助讓被治療者保持導演與製片者的身分，引導成人自我回去擁抱、撫慰與療癒受傷的小孩。

呵護內在小孩

回到過去的好處，是能夠看清我們對人生的態度與信念從何而來，有哪些事需要被療癒。這使我們更具信心，當其他人無法或不願意滋養我們時，我們仍有能力滋養呵護自己。這是寬恕的基礎，並提供機會來完全接受對自己的責任，而不是因我們的痛苦而責怪人生、其他人或上天。

當內在的孩童受到療癒並與成人自我的意識整合以後，會改變情緒與心智模式，以進化我們已遺忘的過去。這使得我們能夠接納自己的人生，宣告我們的力量，將注意力轉移到我們所選擇的人生，而不讓自己被受傷的內在小孩在潛意識裡操縱著。

我們心中的內在小孩，往往是在人生中某個時刻裡，感覺不被愛、未受照顧或是被誤解的小女孩或是小男孩，他原本是純真、信任、相信生命的奇妙。孩子是敏感、興奮地面對每個當下，散發出只有無拘束的頭腦才會擁有的熱誠與喜悅。那是我們內心的一部分，需要被認同，也需要被療癒。回溯過去是值得的。

當我們關注內在小孩時，粉晶與綠東菱石是用在心輪上最佳的礦石。粉晶具有將能量向心輪裡吸收的力量，藉著啟動對自己的愛而療癒自己、改變自我的形象。粉晶能傳播這樣的訊息：寬恕是獲得內在和平的唯一道路，它教導著真實呵護的重要性。只有粉晶能了解，所有外來的影響力中唯有慈悲能填滿隔閡，藉由使用粉晶礦石啟動心的智慧，能使我們找到內在愛的真正源頭，建立一個安全而無法撼動的個人基礎。粉晶是心輪的主要礦石，在每次的水晶治療裡都會用到。若當事人當時有需要，大量運用粉晶是安全無虞的。

綠東菱石是石英的一種，是最有效率的治療師之一，它純淨的綠色光能進入心智、情緒與身體層面，在心輪處使用，會啟動對情緒體的療癒，也包括所有相關的身體不適。綠東菱石像一個好醫生會鼓勵你康復起來，不管問題是什麼。與粉晶一起使用，則是一對活躍的雙人組，專注在深度療癒我們的心。

運用你的直覺與創造力，自在地在心輪上放置這些礦石，使用粉晶與綠東菱石的數量，則依照你覺得需要的程度。不必擔心過多或經常使用這些礦石，接受太多愛幾乎不會引起什麼傷害。儘管如此，在每次使用過後，淨化這些礦石很重要（淨化水晶礦石的方法請參閱《水晶光能啟蒙》）。

釋放情緒

當被治療者碰觸到過去的記憶或是感覺時，往往會出現強烈的情緒釋放，所以要在旁邊準備好面紙，隨時允許釋放的出現。表達並釋放壓抑的情緒，是治療過程中的關鍵要素，水晶治療師的角色是促使對方回歸中心，重新聚焦到中軸線上，觀想呼吸。這讓情緒性的能量在有意識地認知了光與中軸線後變得中性，往往在情緒釋放的時候，有些自從發生之後就被遺忘的影像與附著其上的感覺會浮現，它們可能會是目前的生命態度與觀念的主要要素，當受壓抑的感覺被釋放後，便能夠重新創造影像，給與當事人所需要的事物。

我曾遇到過一位女士，她對親密十分恐懼，也深深地感到遭受遺棄。我在她的眉心上放置一小塊藍銅礦以穿透恐懼所閉鎖之處，在藍銅礦上下各放置一個矽寶石，讓她對事情能看得更透澈。在心輪處放置寶石級的紫鋰輝石，四周放上幾塊粉晶，將愛自己的力量集中帶入對過去的記憶與往事中，孔雀石與菱錳礦放在太陽神經叢上，讓情緒的根源浮現，並連結心輪與臍輪。在臍輪上有黃水晶，鼠蹊部上有黑色電氣石（Black Tourmaline），讓她能夠去滋養自己、使身體感到健康完好。

放好礦石後，我啟動電影銀幕的技巧，她回溯到過去四歲摔斷腿的時候，明白是她創造了這個情境，想要從父母那裡獲得更多的愛和呵護，但是她不僅沒得到想要的關心，反而住進了醫院，而父母卻離開去度假兩個禮拜。當護士進來時她流著淚，卻被叮囑不准哭，因為這樣會讓房間裡的其他小孩不高興。從那個時候開始，她關閉了自己。在水晶治療過程中，她允許自己哭泣，釋放壓抑的情緒，這讓她有機會釋放封存已久的感覺，她深深地哭泣了好一陣子。哭完以後我們再回到那小孩身上，而她以一個大人的身分去擁抱她、呵護她，並對她表達愛。

有時可將一隻手放在心輪上，另一隻手放在頭頂或是臍輪上，能創造出兩極，使得情緒能量以迴路的形式流動。很重要的是在關鍵時刻上，你讓被治療者與他的內在小孩知道，你總是在那裡愛著他們，你愛他們，並傳送愛與療癒能量進入畫面，進入那個事件的核心。當你讓身為成人的案主，大聲對他的內在小孩說話時，你可把這些話寫下來，這會變成一種肯定語，讓案主能在回去之後複誦，再次強化已經發生的療癒，並將健康的內在小孩帶入成人世界裡。

太陽神經叢的淨化者

藉由在太陽神經叢上放置礦石，可以有助於釋放壓抑的情緒。孔雀石是最具威力的情緒淨化者，會毫不遲疑地貫穿、深入到未化解的情緒裡，這些情緒深深地根植太陽神經叢，並鎖住通往心輪的通道。孔雀石針對情緒體運作，而藍銅礦則是針對心智；它們可以同時深入並讓我們覺察到隱藏在表面下可能是危險的事物。

孔雀石也能與藍銅礦（深藍色）或與矽孔雀石（天藍、湖水藍）結合在一起，創造出獨具一格的實體。孔雀石—藍銅礦（Malachite-Azurite）的運用深度，會遠大於個別使用時所發揮出來的力量，在太陽神經叢上，當把孔雀石—藍銅礦放置在大顆牛眼般的孔雀石的任一側時，會啟動心智面上的交互作用，以及與情

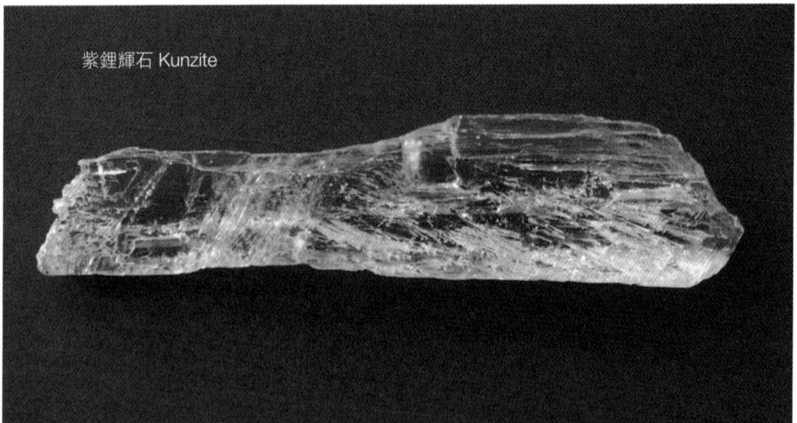

紫鋰輝石 Kunzite

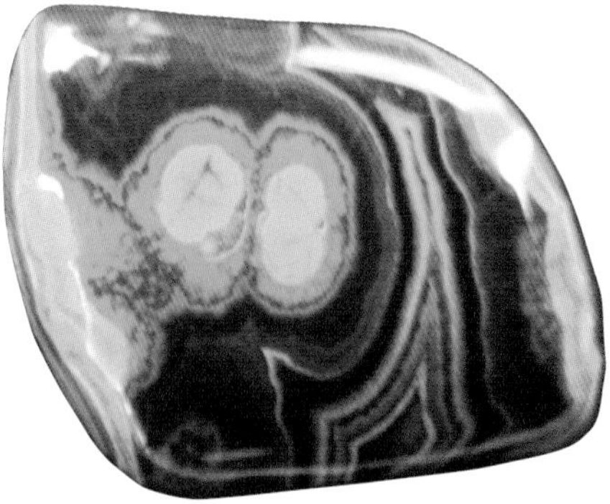

孔雀石－矽孔雀石 Malachite-Chrysocolla

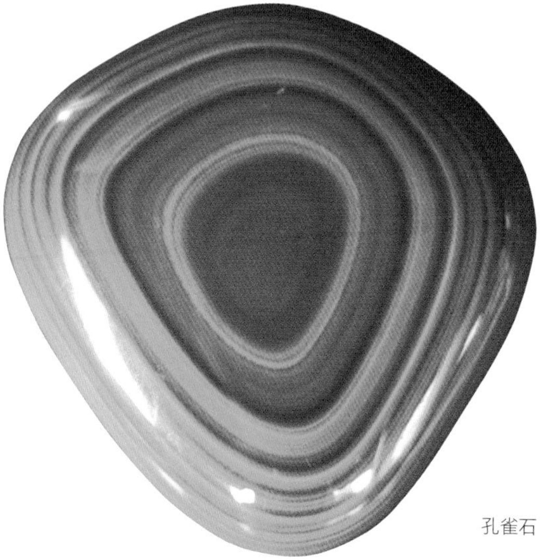

孔雀石 Malachite

緒壓力有關的潛意識記憶。

當孔雀石—矽孔雀石（Malachite-Chrysocolla）在太陽神經叢上裝點在孔雀石旁，矽孔雀石的祥和能緩和孔雀石徹底的淨化力。往往在孔雀石所帶來的淨化效應過於強烈時，或是當事人尚未準備好潛入太陽神經叢的深處時，孔雀石—矽孔雀石能單獨使用在太陽神經叢上，以和緩淨化的過程。當孔雀石與矽孔雀石合併使用時，可帶來藍色光，給與更多的療癒品質與能力，能消解只單獨使用孔雀石時無法化解的情緒能量。

使用孔雀石後，治療層次跨越出一般平衡能量的水晶治療排列的層次，成為用來清除靈性成長的障礙的進階排列，孔雀石是進入進階治療排列的主要代表礦石之一。孔雀石意謂著「釋放情緒」，將情緒牽引出來使之浮現，但是單單使用孔雀石，並未具有結晶化的力量消解情緒能量，因此在四周配上小小的單尖與雙尖白水晶。在太陽神經叢上的孔雀石四周，放上至少四個尖頭朝外的水晶，來避免孔雀石從被治療者身上吸收過多的情緒能量，同時協助對方消去浮現上來的情緒。

菱錳礦也是一個很有力量的礦石，可以放在孔雀石的上方或下方，以中和與消化情緒上的起伏變動。帶著純真的桃子色，菱錳礦成功混合了臍輪的橘——黃色與心輪的粉紅色，同時建立這兩個能量中心的和諧關係。單單在太陽神經叢上使用菱錳礦，就能讓較低脈輪與較高脈輪之間連結起來並相互調和，在身體與靈性層面創造出整合的感受。

以上水晶礦石都在《水晶光能啟蒙》一書中解說過，關於它們特定的能量與效應的知識，結合上述治療技巧，能使情緒獲得正面的釋放，打開愛的管道，讓愛流進心輪。

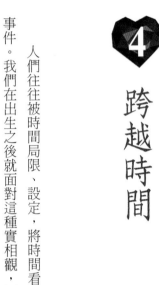

4 跨越時間

人們往往被時間局限、設定，將時間看成是一個由開始、經過和結束所組成的線性事件。我們在出生之後就面對這種實相觀，因此把自己也當作是線性的生命，並以三次元的角度當成是生命的真相。甚至那些知道自己以前曾經輪迴過，並在其他時間和地點存在過的人們，仍然習於將它們視作過去世，而把今生視作現在，而未來在遠處的前方。

我們現在所過的生活只是我們真實存在的一個層面，我們是潛在的多次元生命體，擁有將意識狀態（作為一個物種）提升至第四次元……第四脈輪心輪的能力，並有能力表達出愛的力量。我們生命的本質將永遠存在，不會止歇。它將會無數次改變形態，並以眾多方式表達它自己。我們會在這顆星球上跳舞，然後進入群星，進入銀河中心的光之中。為此，我們需要改變有關生與死的觀念、有關時間的概念、有關我們自身和我們作為其一部分的宇宙的觀點。第一步就是要療癒折磨我們內心的傷痛與化解愛的表達的局限。

在水晶治療的過程中，時間的幻影能夠被消融，並能體驗到永恆片刻的實相。

當以線性的序列來審視生命時，就有可能認同活在每一個輪迴中的自我的本質，並發現所有輪迴經驗的頂點。於是，我們所有的前世、我們現在所感知的今生，以及在未來發生的來生，都能融合為一種當下的意識知覺狀態。當存在的整體與宇宙時間的永恆片刻相統一，終極實相就會被體驗到，並合而為一。

在這種知覺狀態中，就有可能跨越輪迴之間的時間向度，就有可能將過去或未來，將人格、自我和目的的同時性表達統合為合一的存在……成為超靈（oversoul），與「現在」的永恆呈現和諧一致。當我們學會以這種方式進行時間旅行時，整合每一生經驗到的課題，並建立起連接我們平行存在和身分片斷的橋樑，而獲得一個統一的自我感，這同樣是可能的。想像一下，在第三次元自由地創造出和平與喜悅，而不受時空的局限！

或許靈魂在多次輪迴之中能與光有意識地產生溝通，但對於某些人來說，即使經過了數世和數千年，卻沒有從內在資源獲得過個人的方向和指引。現在，有了為前世及來生治療而設計的進階水晶治療技術，就有可能再次接受內在靈性國度的祝福，並加速個人的進展。

前世來生療法

關於前世回憶，似乎總有許多令人激動和聳人聽聞之處，而且當一個人擁有前世知識和經驗時，總會讓人興奮不已。請記住，這些前世身分的目的，並不是要去建立一個與之相關的自我形象，而是要你學習與前世或來生有關的課題，它們在今生往往會反覆出現。理想上是希望在永恆的片刻中……在其中有著所有力量、所有知識、所有的呈現以及所有和平……讓一個人的身分得以修復，這是此療法更重要的目的。

當將水晶運用於人體能量場中，把紫水晶、矽寶石、藍銅礦和舒俱徠石置於第三眼時，至少能暫時將心智中會耗損意識的幻象和狹隘的觀念予以清除。在這種狀態中，就有可能看穿並超越線性思考狹隘視野所固有的局限。當我們了解了時間和現實，當我們體驗到存在於第三眼全相的無限維度，時間和現實就會瓦解。想像從太陽的視角來看我們小小的地球行星，甚至將視野擴展得更大，從宇宙中心的視角目睹銀河系。當心智擺脫第三次元現實的束縛，並擴大至無限的靈性中時，這種意識就會被開啟。

前世回溯或來生追蹤的目的，是要清除存在於我們前世或來生的表達中，所有使我們的意識和行動附著於時空幻象的磁性記憶。我們現在只使用了頭腦潛能的十分之一左右。我們有能力擴展思想，包容宇宙的完整和廣闊。當我們作為片斷的存在體生活時，以我們部分的身分受縛於過去或未來，就不可能最大程度地運用心智。而前世來生療法（past-future life therapy）的潛力，就是要解開我們多次元存在的自我之結，並在它們之間建起一座意識之橋，讓靈魂之光得以貫通。

在水晶治療中，前世來生的喚醒並不會發生，除非現在的生活正受到另一世中需要被清除和學習的特別事物的影響，以便在今生得到知識或完成一個循環。當一個人生來就有遺傳疾病或先天疾病時，或者在生命中最初的三到五年內出現劇烈的情境，這表明今生涉及了另一世的業。在這些情形中，來自某一前世或來生存在的影響，直接參與了今世的生活。

正如成人自我跨越時間之河，回去關心內在小孩一樣，前世或來世生活也將由它的一個分身來造訪，就是現在的你。在這個獨特的機會中，你能對身處於一個不同的時間區域中、一個平行實相中的你，提供嚮導或天使般的守護。透過水晶能量產生的光的力量的幫助，有可能藉由過去的事件來學習現在的課題，重新創造並真正改變過去的歷史。有意識地重寫過去的歷史，並出於正面的目的重做一遍，對現在的生活能產生無法估量的正向影響。同樣的，懷著開放和接納的態度對待來自你未來自我的溝通，他或許會向現在的你提供指引和方向。

進階水晶治療排列法

在水晶治療礦石排列中，任何喚醒第三眼的排列（參見第61頁圖）都可用於眉心輪，以開啟前世來生的記憶。在這一類中威力最大的礦石就是寶石級藍銅礦結晶塊或結晶棒，以及優質的舒俱徠石。當一起運用時，這些礦石所擁有的力量能穿透潛意識心智的深處，在那裡，（藍銅礦）能記錄下所有的經驗，並將它們帶入與目前環境相關的具體知識之內（舒俱徠石）。將一塊藍銅礦結晶塊置於第三眼，並將一塊舒俱徠石置於它的上方，就能獲取個人的阿卡莎紀錄。

可以在第三眼使用的另一種強有力的組合是：將矽寶石置於第三眼，將一塊透明雙尖水晶置於它的上方，一頭指向矽寶石，另一頭指向頂輪。可以將第二塊雙尖水晶置於頭頂，一頭指向頂輪，另一頭連結氣場。矽寶石會擴展內在洞見，見證同時性的存在，而雙尖水晶會建立起必要的連繫。

當應用這些排列中的任何一種時，很重要的一點是，也要在臍輪、鼠蹊和雙腳上放置礦石，以平衡頂輪的擴展。虎眼石是置於臍輪最好的礦石，用以支撐並將頂輪的金色能量與物質現實進行整合。放置鼠蹊處的墨綠色電氣石，會將更高頻率導入體內並加以吸收，以利於身體的療癒和安寧。

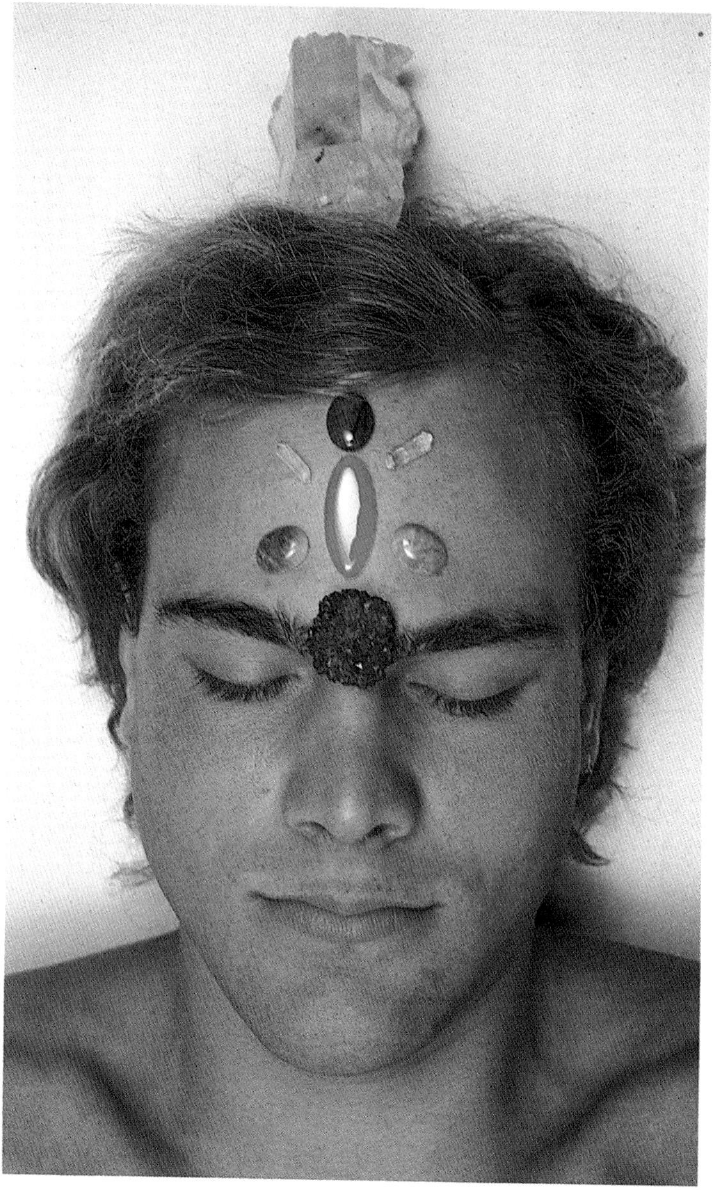

喚醒第三眼排列法

喚醒第三眼排列法

在眉心放置一塊藍銅礦結晶塊，來穿透潛意識的封鎖。在它正上方放置一塊美麗的矽寶石，擴展靈性國度的視野。在矽寶石的任意一側放置兩塊紫水晶搖光石（amethyst cabs），來啟動冥想體驗。將王者舒俱徠石置於髮線上，它掌管對更高心智的知識的傳播，透過下方的兩塊雙尖透明水晶，它與矽寶石相連。為了將白光引入頂輪，將一塊大型白色發電機水晶置於頭頂，水晶尖端觸及頂輪點（見第61頁圖）。

訊息傳遞排列法

在喉輪點上直接放置一塊寶石級天青石（Celestite）水晶簇，促進至高真理的表達。在它下方是一塊有天然尖端的海藍寶，兩側各以一塊雙尖透明水晶輔助。為了鞏固效果，在天青石的任意一側放置藍紋瑪瑙，在上方直接放置綠松石。給綠松石充電的是兩側的矽寶石和上方的一顆藍色電氣石，將能量從第三眼導入（見第64頁圖）。

心輪療癒排列法

在前胸中心放置心的礦石粉晶，啟動自我之愛和慈悲心。在粉晶四周以綠束菱石的療癒能量圍繞，將小的粉紅電氣石棒置於它們之間，讓愛更為擴展。五塊粉紅和綠色電氣石覆蓋在胸的上部，促進心的表達化作語言進入喉輪。將紫鋰輝石置於底部綠東菱石的下方，啟動心輪，並在任意一側伴以薔薇輝石，來鞏固能量。將一顆寶石級的菱錳礦置於太陽神經叢，接引心輪愛的能量進入臍輪（見第65頁圖）。

清理太陽神經叢排列法

在太陽神經叢的中心放置一顆巨大的牛眼孔雀石，以穿透被壓抑的情緒之中。在它的四周圍繞著六顆白色發電機水晶，用來消融被反映和浮現出來的所有情緒。在孔雀石的右上方和左側放置孔雀石—矽孔雀石，而在孔雀石下面、在右下和左下方則放置孔雀石—藍銅礦結晶塊。有了上方的寶石級菱錳礦和下方的孔雀石，通道已被清掃，能量得以在心輪和臍輪之間流動（見第68頁圖）。

臍輪連結排列法

在肚臍上，放置一顆寶石級帶有琢面的黃水晶，在它兩邊各放置一顆有天然雙尖的發電機黃水晶，對黃水晶進行充電。有天然尖端的金色黃玉也指向有琢面的黃水晶，四顆小的髮晶搖光石（Rutilated Quartz cabs）放在四個角上，進一步增進臍輪的電能。兩顆白色發電機水晶啟動上方的黃玉。在底部的黃玉的任意一側放置琥珀（Amber），並在下面放置虎眼石作為基石，更高頻的金色光就會被接引進入身體（見第69頁圖）。

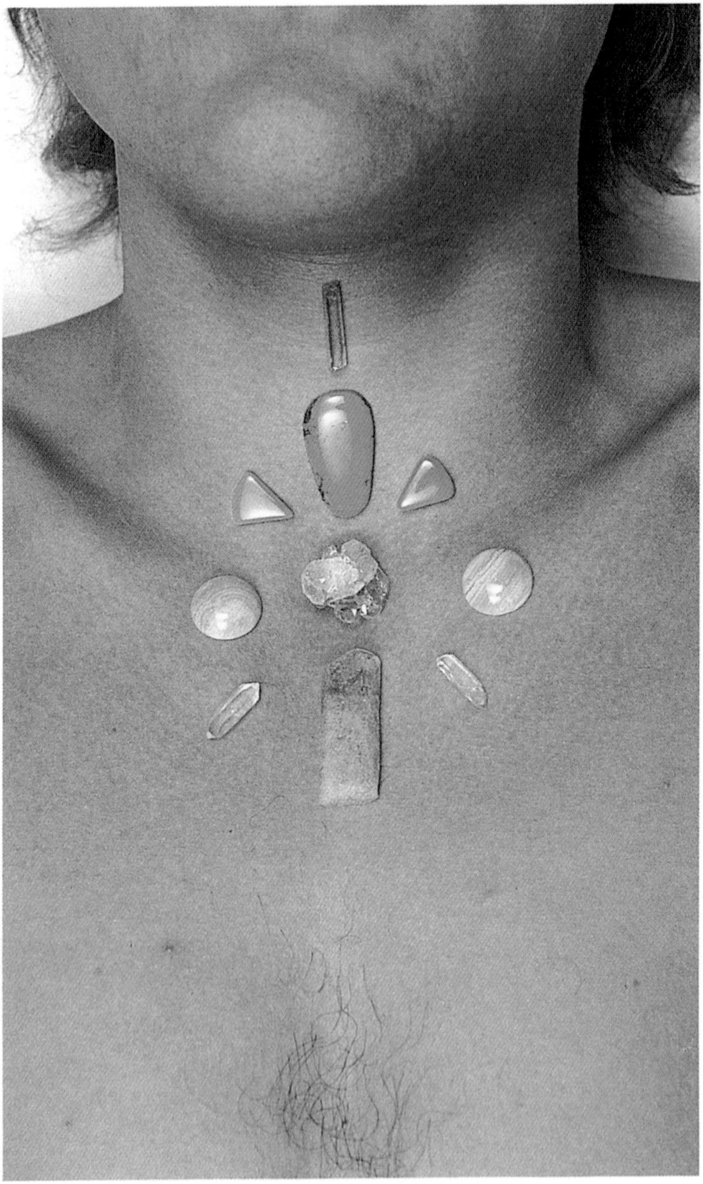

訊息傳遞排列法

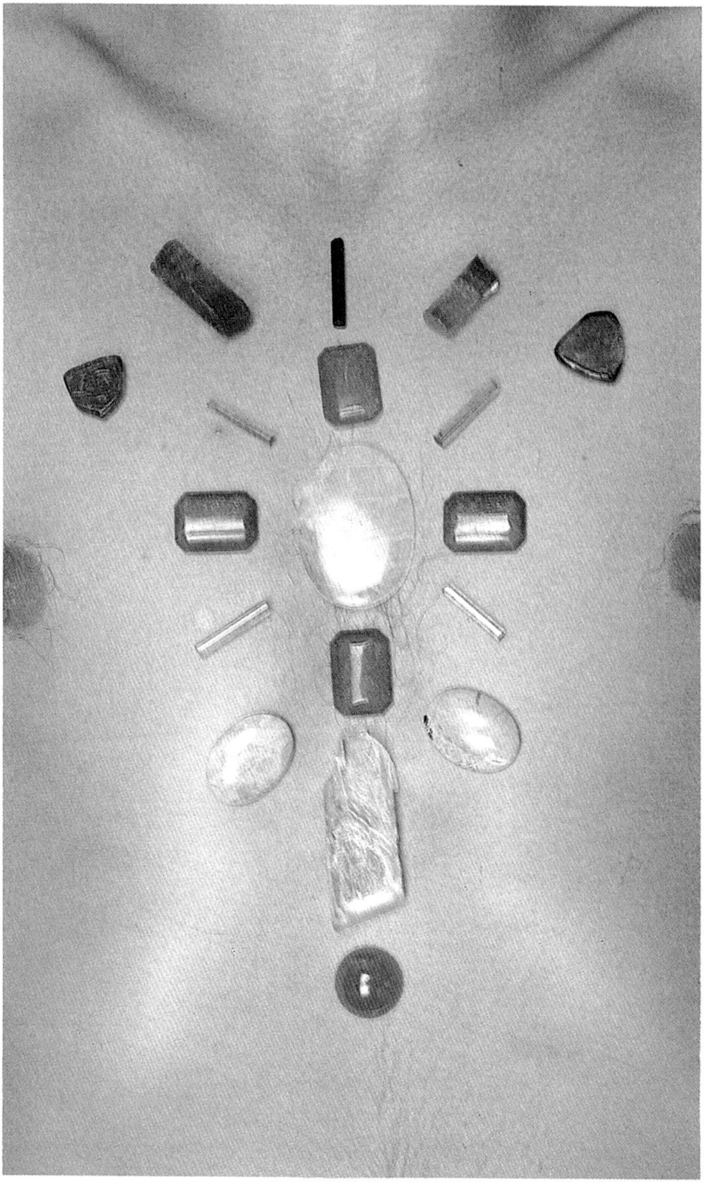

心輪療癒排列法

充電和落實的礦石排列法

在肚臍下方放置一塊真紅色的雞冠石簇（Realgar cluster），在它下面直接放置一顆深紅色的瑪瑙搖光石（Carnelian cabachon），以刺激第二（性）脈輪的創造性能量。兩邊是較小、更多的橘色瑪瑙搖光石。較小的雙尖水晶使這些礦石的力量增加了。在中間的瑪瑙下方，是一塊天然石榴石水晶（Garnet crystal），兩邊各伴以一顆紅碧玉（Red Jasper），來接通創造性能量。一顆雞冠石搖光石將紅色礦石匯總起來，並由兩邊各一顆白色發電機水晶充電。

將紅色能量接收進第一脈輪的是三顆有紅色斑點的血石（Bloodstone：中間的較大，兩邊的較小）。鷹眼石（Hawkeye）直接放置在下面，將療癒能量直接接地進入身體。將寶石級的煙水晶置於鼠蹊上，啟動海底輪。將較大的墨綠色電氣石棒置於它的上方，下方是有琢面的礦石，引導能量進入身體並加強身體系統（見第72頁圖）。

全身礦石排列法

全身礦石排列是如上所述的單獨排列的組合。透明水晶也可以置於手中和腳上，讓尖端向內指向身體，使療癒能量循環流通。天然尖端的煙水晶向內指向腳底，會完成能量的循環。

當進行排列時，如果有意要跨越時間進入其他輪迴時，在將意識轉換至其他次元時，就有必要在每一個脈輪點放置至少一顆礦石，來集中和平衡整個脈輪系統。最好在喉輪使用進階的八個一組礦石排列，將在意識轉換狀態中看見和經驗到的事物透過聲音來傳導。這些礦石可以是：綠寶石（Aquzmarine）、天青石和矽寶石。

在最初的礦石排列好之後，可以將一顆白色發電機水晶用於人體能量場中，將發電機水晶在每個主脈輪的礦石上方停留十五秒鐘（從海底輪開始），對每一個脈輪進行充電，並平衡精微能量系統。當發電機水晶移至第三眼和頂輪時，保持敏感與直覺，接收引導水晶進一步移動的指示。也許你將會感覺水晶正在指示你以順時針方向旋轉以開啟第三眼，或者你會覺得礦石觸及第三眼較有益。沒有固定的規則，完全取決於當時的環境、個人和情況（參見第73頁圖）。

喚起前世的記憶

在水晶治療過程中，有時會出現的記憶或意象並沒有明顯意義或關連。當仔細察看全身能量場的陰影區時，這些印象就有可能發生，或者當追溯感情至它們的源頭時，常常會有這種情形。一旦如此，就要更深入地察看，允許潛意識記憶播放錄影帶來辨認出它們，並擴大範圍。

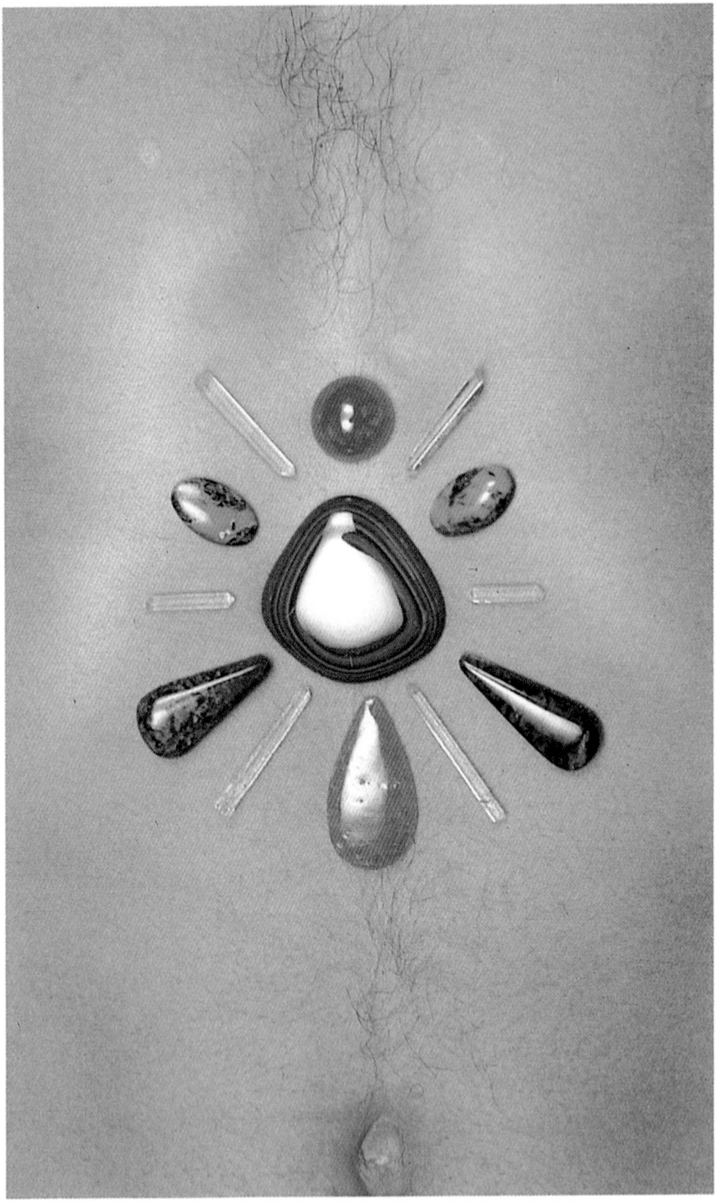

清理太陽神經叢排列法

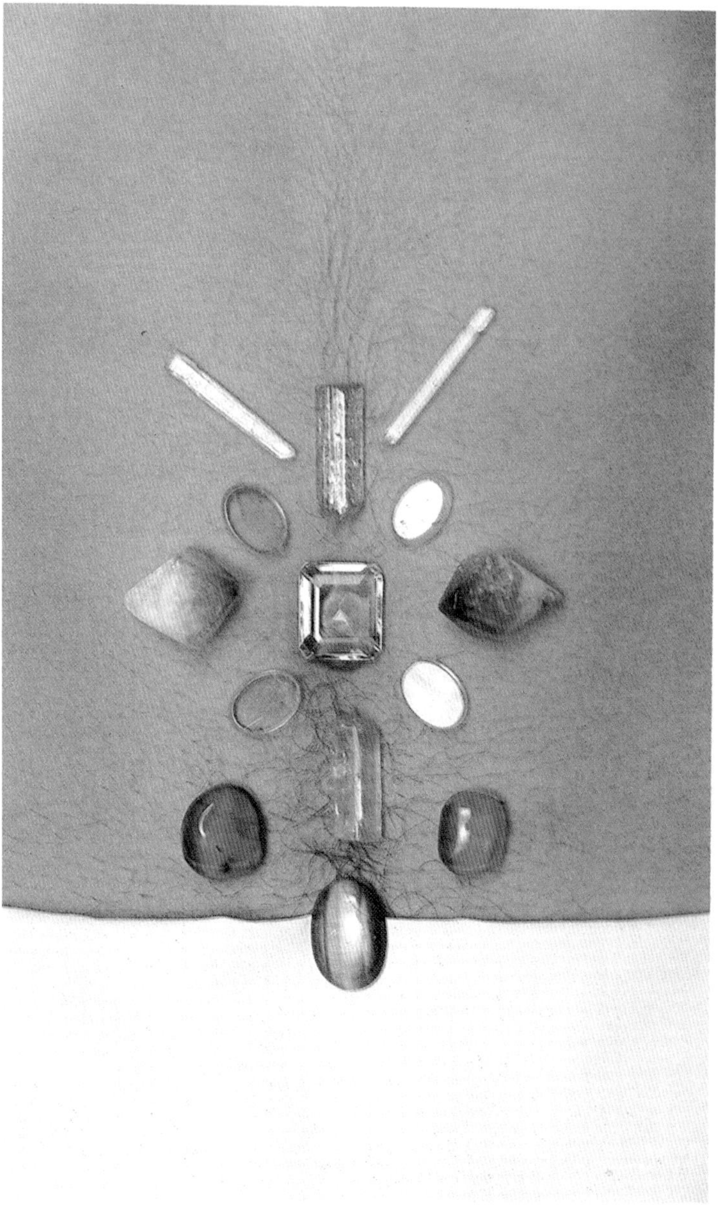

臍輪連結排列法

同樣的，在這時要使用光泡保護法，讓你自身與光認同，隨著每一次呼吸透過中軸線旅行。如果意識保持固定在光上，固定在更高自我上，那麼任何情緒的電能都能被中和，業的果報就得以了解和釋放。否則，很容易變得過度涉入前世身分，而錯失了整體的意義。在這種治療類型中，水晶治療師的角色就是要繼續指導被治療者的意識返回光明之中，從中軸線的角度來觀看這一場景。被治療者的工作就是要願意放下、釋放，並臣服於它們存在源頭的光明之中。正是這種意願、允許，認出個人的課題、釋放被壓抑的情緒、療癒身體，以及讓靈魂實現自我。

我曾經治療過一位女士，她感覺她的大腿部位非常沉重，影響了她的自我形象感，以及將有意義的關係吸引進生活中的能力。也感覺與臀部以下的部位非常疏遠和不適。於是我將一顆高質量的舒俱徠石置於她的第三眼處，並伴以矽寶石和藍銅礦，協助她穿透潛意識並獲得更高的洞見和理解。也使用矽寶石於喉輪，促進她說出內在視覺所目睹的情景。粉晶和粉紅電氣石，則放在心輪形成一個美麗的愛的曼陀羅，協助她自我療癒和表達。

我同時在她的臍輪放置一個有天然尖端的黃水晶，指向第二脈輪上呈三角形的三顆高級瑪瑙，用以引導她的個人力量和創造性能量進入她的大腿。墨綠色和黑色的電氣石，置於雙腳的腳背、腳踝、膝蓋、臀部和鼠蹊，尖端向下，引導並將能量接入她的下半身。孔雀石則置於太陽神經叢上，用來映照她被壓抑的情緒，用在它下方的菱錳礦來連通心輪和臍輪，我們準備進行治療。

開始察看全身時，她看見在她大腿周圍有黑雲圍繞，尤其是右腿。當她用光泡保護法將自己包圍在光中時，我們進入了黑暗區域，她立刻開始看見在一九〇〇年代早期加拿大的濃密森林中，她自己身為一名男子的景象。

她看見他當時正在他的木屋旁劈柴過冬，當斧頭從他手中滑脫時，砍到了他的大腿。那裡遠離城鎮，他無法得到適當的治療，結果右腿必須截肢，他離開了他的妻子和年幼的孩子，家裡沒有其他男人。他再也無法工作，隨著歲月流逝，他愈來愈覺得自己毫無用處，脾氣變得愈來愈暴躁。他感到難以置信的內疚，作為丈夫和父親，自己卻成了一個失敗者（這會影響她在今生吸引有意義的關係，進入她生命中的能力）。這時，我用一顆白色發電機水晶，將療癒能量引導進她的腳趾、腳踝、膝蓋、大腿和臀部，尤其右半側。

在穿越時光中，我的案主由她的意識跨越進他的意識，並指導他儘量利用這個處境，不再沉溺於自怨自艾，而是去做他所能做的事情，全然擁抱進入他生活中的一切。當這個男人的潛意識接收到這些資訊時，她播下了將會以一種正面方式影響他的餘生的種子。接著，她重寫了她的記憶：不再是這個男人感到毫無價值而死去，而是她看見他從生活的經歷中學習，他開始為生命真正的面貌而感激生活。因此他能夠超越局限，而變得更加堅強。在水晶治療之後，我的案主覺得，彷彿她自己正在整合他已學到

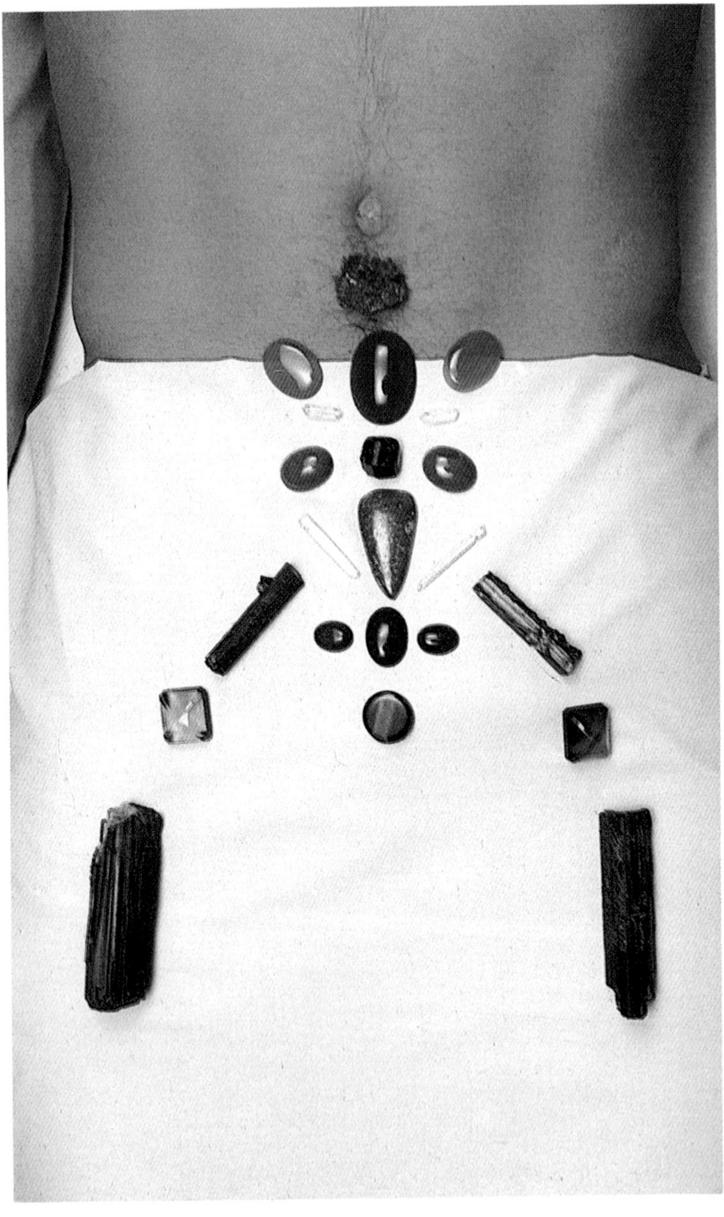

充電和落實的礦石排列法

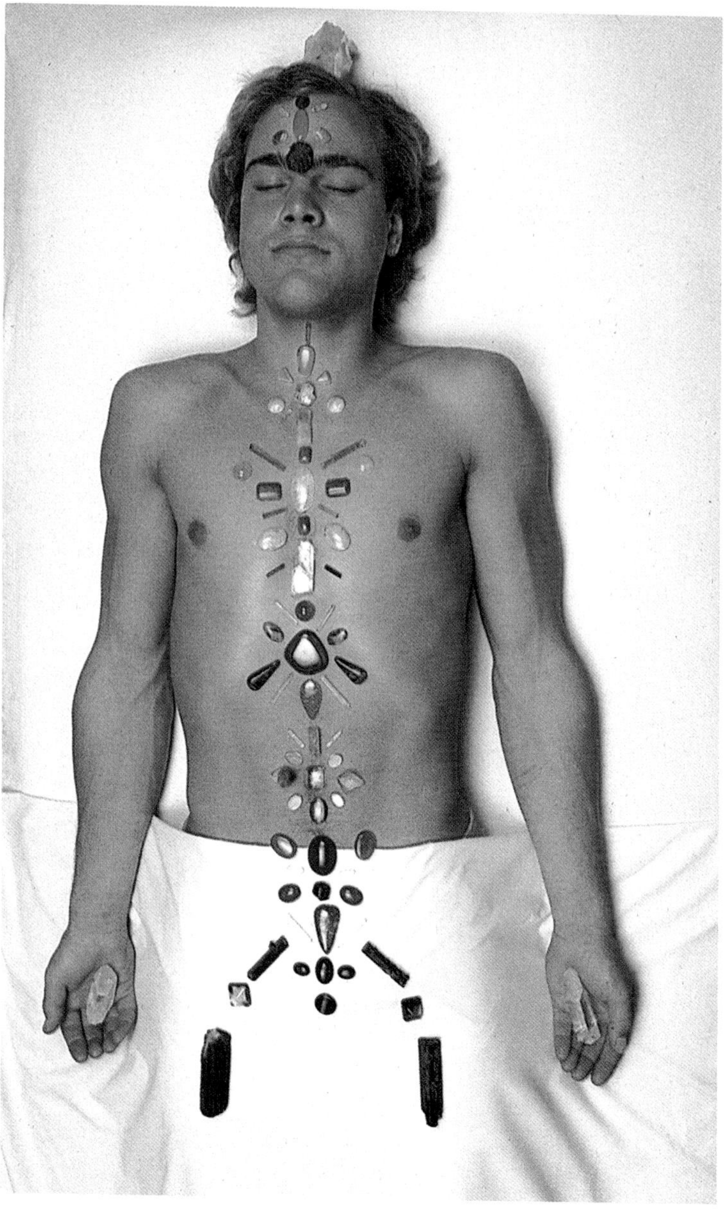

全身礦石排列法

的課題。她的腿感覺開放而自由，覺得更腳踏實地。她知道，她已經重寫了她的個人歷史，同時性的輪迴因此而變得更好。

當你正在治療一個人時，記憶開始展開，要允許正在被體驗的經歷完整地以口語表達出來，這樣有助於你了解這些事件如何糾纏現在的情境，是什麼樣的總體課題需要學習。因為它並非你的個人經驗，你就有可能變得更中立，因此，水晶治療師常要具有洞察力，並以更寬廣的視野看待暗示。

追蹤生命主軸

在前世回憶中運用的技巧之一叫追蹤。在這裡，我們挑選出一種貫穿一個人一生一直存在的感覺，比如說憤怒、恐懼或悲傷。在今生中會出現許多次基本的情境，它們總是自我重複，並上演情緒的情境劇。在追蹤時，引導這個人回到過去，進入涉及這種情感的主要記憶之中。

當你這樣做時，用呼吸釋放每個記憶的電能，並關心今生中的各個過去的自我——童年自我、青少年自我、幼年自我和嬰兒自我。僅僅這個過程本身就常常需要數次的水晶治療，才能清除得夠乾淨，允許有意識的心智跨入某個前世或來生。當你一路回溯到今生最初的記憶時，要做好準備，會有意象或微妙的印象從潛意識深處浮現。引導你的案主透過中軸線呼吸法來保持放鬆，這時你可以指示道：

變得非常安靜、開放，接納你自己在不同時間架構中的其他表達的記憶或感受。毫不懷疑地即刻認可將進入你頭腦中的任何印象，當場景在你面前展開，允許這個記憶打開。

（在這裡，你也可以同時運用電影銀幕和光泡保護技巧。）

當認可了對事件的回憶，就要透過呼吸和中軸線聚焦，與靈魂層面保持一種非常有意識的連繫，這點非常重要。當意象的力量被釋放，與它相關的課題為何就變得明顯，認識到為什麼有必要吸引所有情境以及整個經驗的高峰是什麼，這點也非常重要。此時，有可能召喚內在智慧，讓心智明白所有平行事件背後的特定目的。有了這樣的理解，便能消解業的模式、清理和將能量場封存起來，收穫一生的經驗，使個人的光與能量之源相連，並從那一刻開始有意識地彰顯。

時間倒轉技巧

開始前世回憶的另一個方法，是讓你的案主觀想他們面前有一個時鐘，當他們看著

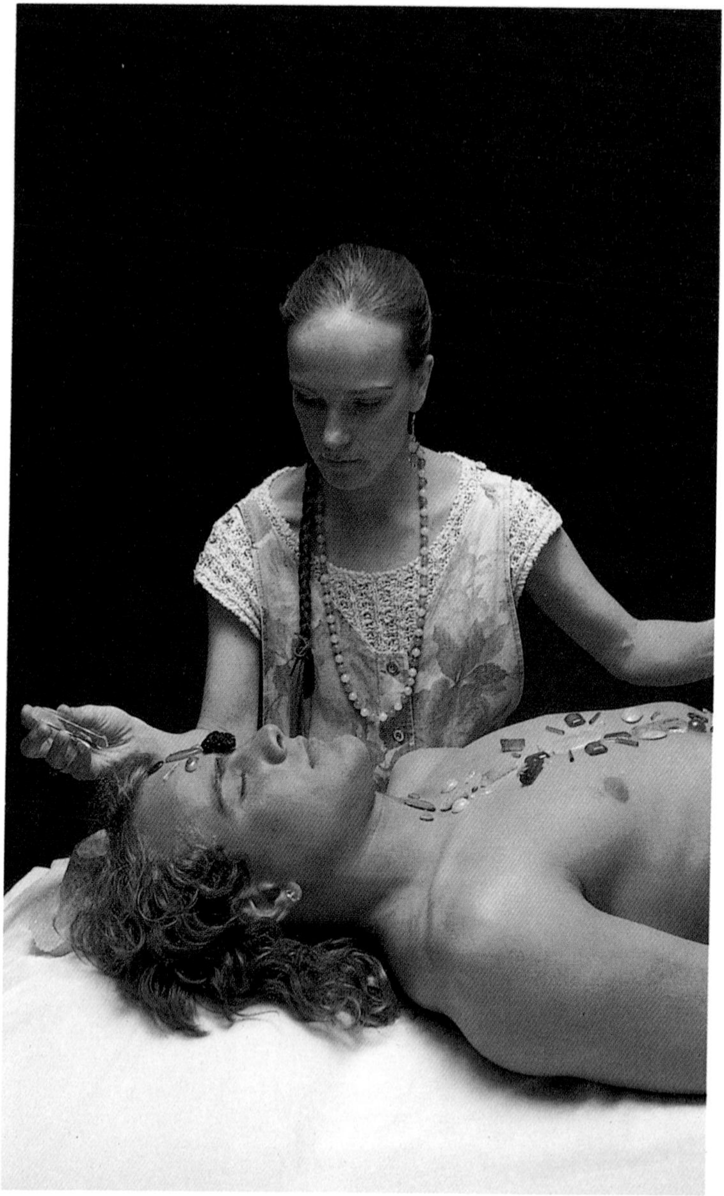

作者卡崔娜進行水晶治療療程

它時，時鐘開始以逆時針方向轉動，這時他們生命中的景象就疊加在時鐘的畫面之上。逐漸將他們引導回昨天、上星期、去年的記憶之中。自始至終，時鐘上的指針都在愈轉愈快（在數個與追蹤程式有關的水晶治療期，為了找出和清理今生深鎖在時間之中的記憶和情感電能，也能運用這種技巧）。

當時鐘轉回到出生時、出生前、懷孕和前世時，要求靈魂出場，指導心智來到與目前治療有關的重要時刻點上。極為常見的是，意象會在頭腦中立刻湧現，來自前世的景象會進入內在視野。在這裡，將現在的有意識的成人自我帶回到過去，來安慰、指導和平衡前世裡的自我，這點同樣非常重要。這裡就是意識真正發生跨越、時間幻象被穿透的地方。

我治療過一位女士，當她四歲時，被綁架並且被強姦。她無法信賴上帝，因為她沒有得到保護，還允許這種可怕的事件發生在她身上。她當時也正從子宮切除手術中恢復，我們已經確定，這個手術是那次經驗的創傷所導致的一個後果。

我在她的第三眼放置一顆矽寶石，圍繞以八顆小的雙尖透明水晶，指向頂輪的一顆大雙尖扁平石英石，做成這樣的連接是為了能讓她的心智進入一種交替變化的時區。放置在喉輪的海藍寶能讓我們說出腦海中的視覺影像，置於第二脈輪的瑪瑙發出創造性的能量之光。六顆綠色電氣石被放置於心輪，加強她去對抗青春時期的痛苦記憶，一顆帶有天然尖端的黃玉指向臍輪的一顆髮晶，以增強她的意志力。孔雀石和菱錳礦淨化並打開太陽神經叢，在鼠蹊處的帶有琢面的煙水晶和腳上的黑色電氣石，幫助將她的水晶治療經驗落實進入實相。

開始時間倒轉法，她被帶回到她遺傳基因中的記憶裡，那時她在俄國是個有權有勢之人，利用自身的性能量來操縱並控制當時的領導者，為她自私的個人目的服務。有了這層認識，她開始了解為什麼她在幼年時被強姦，並會在這種處境中毫無抵抗之力。她原諒了自己在前世中濫用性能量，並滋養她今生中受創的內在小孩。在整合累積的課題之後，她覺得自己能夠有意識地將個人的創造性能量，運用在正面的目的上。

時鐘的意象也能透過觀想指針以順時針方向轉動，來開啟來生的追溯。

出生前靈魂的目的

在某些情形中，運用上述技巧是有益的，在懷孕和出生之間的期間停留，察看當時靈魂所做的決定：關於他要在何時和在哪裡出生，擁有合適的文化和環境來學習特定的課程。自出生前的角度，有可能看到選擇特定父母的目的，並看到在生命過程中選擇了什麼樣的開展模式，以及課程的目標為何。因為這段時間並沒有與某個身體形態相連，所以能極其容易地與靈魂知識連繫上。

這是做出決定的時刻，以及規劃生命課程的時刻。觸及這個中立的空間，對了解你為什麼要對所吸引來的所有情境負責任的原因，有極大助益。進入這個覺知狀態會允許你看到自己做了什麼選擇，它們規劃了一生中為了個人的成長和進化而將發生的事件。於是，令人困惑的情境背後的原因就會變得一目了然，而有了這樣的認識，就有可能在以後所做的選擇中，積極地開始有意識的行動。

在運用這項技巧察看靈魂目的時，有關出生前決定的資訊，是來自於你的案主的內在嚮導，而不是來自於身為治療師的你，明白這點非常重要（治療師的角色只是協助案主接近他們內在資訊的源頭）。對於水晶治療中的被治療者來說，觸及個人源頭是非常重要的，因為這能使他們確切知道自己的生活為何會以這種方式開展。有了這些了解，基於他們的個人經驗，接受治療過程的全部責任就會變得容易得多。

特殊時空掃描

這是一個進階的治療程序，只有當被治療者進行過意念訓練之後才能使用，有能力從任何依附於今生的身分認同中抽離。這種意念的自由漂浮能力，為時常會啟動前世或來生回憶的視覺影像提供動力。如果被治療者已經開發了適當的意念力量，這種情形更有可能會發生。同樣的，這麼做的目的是要打破正在影響今生的一種心智模式或習慣。

例如，一個人知道他在埃及的某一個前世對今生具有直接的影響，那麼他就有可能選擇將他的意識校準到那時的頻率，並回憶起特殊的背景，觀察且從中學習。透過掃描古代或未來記憶的錄影帶，找到準確的時間序列，觸及前世或來生回憶，與另個意識狀態的自己有意識地溝通。這些另個意識的自我也可能研究他們的未來或過去的自我，也就是現在的你。這是一種能永遠改變生命質量的經驗，因為你得以了解自己是一個更遠大的自我的一部分，而你的意識能與這個「超靈」合而為一，並與一切存在之源相連。有些人已經開發了心智，能有意識地抽離出今生的意識，因此能獲得如此強化個人力量的經驗。

5 與光融合的治療

驅邪——釋放負面能量

驅邪，在本書中的定義是指，幫助一個人從自己的負面影響或實體中解放出來的能力。為了達成這個目的，水晶（特別是透明水晶）在強化光的力量方面扮演了一個重要角色。你可能永遠都不會遇到一個需要被驅邪的人，但是如果你積極執行水晶治療，就會遇到這樣的機會。以下資訊是基於我在過去多年的水晶治療臨床經驗，如果這樣的需要發生時，我鼓勵你利用它，如果你選擇專注於這個領域，建議你進一步研究此課題。

魔鬼的本質是雙重的，我們時常被自己的負面習慣模式所占據，而讓它們對我們的意識功能擁有了控制權。這些習慣傾向讓它們能夠成為我們內部活的實體，篡奪我們個人的力量，使我們無力按照自己的更高意志去發揮功能。這樣的情緒障礙，常會讓我們彷彿被一種外在力量所附身般地行動，而且與我們存在的真正本質相異。

在這種情形中，可能透過發展意志、透過水晶啟動光的力量，來克服我們內在的憤怒、妒忌、恐懼、貪慾、悲傷的魔鬼——它們會讓人受縛於持續的痛苦中，並且欠缺自我控制。在水晶治療裡，可以帶入足夠的光明，讓自我不安感所產生的惡魔消失。

另一種經常會遇到的魔鬼，實際上是一個外在的實體，它依附在一個人的能量場上，並且倚賴他的生命力為生。這些魔鬼的影響力，能操縱潛意識以某種方式行為表現。當一個人在很大程度上受到個人情緒之魔的折磨時，會導致他的能量場變得虛弱和易受傷害，這種類型的附體通常就會發生。同樣在這些情形中，透過水晶治療將更多的光和能量帶入人體能量場，會藉由喚起內在之光、強化個人力量，進而驅除黑暗。

在施行這種類型的進階水晶治療時，最重要的是對自己的力量全然掌握，並要求和命令它們，必須與你的個人目的整合，否則它們就得離開，永遠不能回來。有時，魔性存在體會選擇改變自己，與靈魂的更高特性整合。但大多數時候，當它們無法與光相連，就會選擇離開。當它們離開時，以愛和它們終將服務於光的肯定語向它們告別，然後將它們從意識中釋放。

不管是哪一種情形，處理負面影響力，使得個人有機會對侵入人類性格的力量與傾向取回控制權。無論這個魔是來自個人的習性態度，還是無法控制的情緒反應或外在實體，驅除的關鍵都是要毫無畏懼，並宣稱對它們有掌控的主權。時常在水晶治療過程中，當正在對付魔鬼時，被附體的個人常常已經放棄了本身對驅魔的控制權。這種潛意識的投降會餵養這些外來的寄生蟲，並且吸收一個人的生命和光的力量，使他們無助地對抗著自己。

水晶治療是一個非常有效的方法，能驅除折磨著人類性格和完整性的惡魔力量。在這些情形中，水晶治療師要勇敢無懼，指導被治療者也要同樣的勇敢，這點非常重要。當水晶治療顯示，惡魔般的個人的神經質模式，或已經有外在實體附身在人體能量場時，要保持一種幽默感，指導案主專注於他們的中軸線上，並認同於內在的光之源。宣稱絕對的命令，並提供投降和整合的選擇，否則就驅除。通常，當治療師對案主輸入能掌控魔鬼的話語時，可以強化案主新的自我意象，在他的意念中，就會有關於魔鬼得以處理的生動畫面。

當處理魔鬼的影響時，最有效的水晶是透明水晶。可以將小的水晶簇放在每一個脈輪點上，在每一個脈輪之間放置雙尖水晶，整合能量系統。可以在頂輪、手上和腳底放置單尖發電機水晶，將尖端指向體內，引導更多光的力量進入體內循環。透明水晶帶有動態電能和白光輻射，當大量使用時，是一種比任何現存的黑暗更為強大的力量。在做完這樣的驅邪之後，適當地淨化水晶很重要（採用太陽淨化法和水洗淨化法）。

有一次，我正在治療一位男士，他無法控制他的暴戾脾氣，致使他的家庭生活正在崩潰。有幾次他無法控制憤怒情緒，結果毆打了妻子和孩子。在一次水晶治療中，他被包圍在透明水晶的光之中，這時我們掃描這種感覺，回到當他還是一個孩子時，他被他的繼父毆打，當時他的母親和繼父在一起，而不是他的親生父親，可是他深深地愛著生父。在他的腦海中，他看見他的憤怒就像是一個醜陋的、有著紅色利牙的魔鬼，正在咬噬他的心。

我鼓勵他觀想，在吸氣時一股療癒的藍色能量進入他的心中（對憤怒的紅色能產生鎮靜、緩解），呼氣時，則將有如水泡般的紅色憤怒釋放。藍色和綠色的礦石也被放置在心輪位置，即綠東菱石、矽寶石和藍紋瑪瑙。然後我們穿越時間，他的有意識的成人自我安慰了孩童自我，因為孩子對於他的母親離開父親而感到狂怒，也為父親的離開而生氣，對他繼父的在場及虐待也感到憤恨。當他放下將自己視為整個事件的起因的個人責任時，他也放下了對自己的憤怒。當我們進行治療時，醜陋的紅色魔鬼的力量消失了，他看見在它之下是他易受傷害的敏感自我，隨後他能夠以更好的方式整合他的存在和他的生活。

有些時候，在水晶治療的過程中，我能感覺到來自外在的魔鬼。在一個案例中，當我和案主正在進行治療，以獲得戰勝它的力量時，一個魔鬼真的開始攻擊我的身體。在此情況下，我抓住我的黑色黑曜岩球（我很少在水晶治療中使用它），將它握在我的面前，以對抗黑暗力量（參見《水晶光能啟蒙》，黑曜岩，第136頁）。透過肯定我們光的力量將戰勝邪惡存在，我們成功地驅除了這個魔鬼，而案主對於掌控自己生活的信心和能力也增強了。

有時，當釋放出強有力的負面能量時，有必要在第三眼或心輪處放置黑曜岩，以獲得對其邪惡本質及來源更清晰的理解。為了要與超意識建立連繫，黑曜岩會率直而不留情面地反映出心智中的黑暗區域。當治療師和被治療者都知道它的效能，並對這種將會發生不可避免的變化的進程做好準備時，黑曜岩才可予以使用。即使如此，黑曜岩應該以至少四顆雙尖透明水晶圍繞，來消融任何出現的可怕未知因素（請參見《水晶光能啟蒙》，第136至143頁）。

在很大程度上，唯有當我們願意清除不再服務於我們的負面力量時，療效才會發生。首先，這是認知的問題，要認知到有某些態度、情緒或外來實體必須放下，並且承認改變是必須的；接著，要有勇氣審視自己內在的黑暗區域。最後，無所畏懼的有意識的意志權威，將能消融任何阻隔內在之光的陰影。

頭腦、身體、心及靈魂的關係

肉身是我們所擁有的最為稠密的物質形態。靈魂則極其精微，與靈性之光和能量的無限源頭相連。心智體和情緒體存在於肉身和靈魂體之間，當自我的任何方面脫離與靈魂之光的連繫時，不平衡就會發生。靈魂體、心智體、情緒體和肉身之間的連繫非常真實，儘管這份連結無法被我們看見，也常常不被承認。在水晶治療執行中，有可能看見自我不同面向之間的相互關連，以及某個層面如何與其他層面互動並互相影響。心智的模式和態度會觸發情緒反應，而情緒則會被記錄在身體中的某處。

物質層面是更精微國度的一種展現。我們身體的健康狀況是內在的思想和情感的一種反映。地球的健康是我們集體意識的結果。當我們對自己的思想擁有了有意識的控制，並將心智和身體與我們存在源頭之光相連時，就會有能力實現最偉大的潛能。靈性將會流經每一個個人，並在無數獨特而迷人的形態中，展現它創造性的智慧。

身體的疾病是反映心智體、情緒體或肉身與光明脫節的最後朕兆之一。身體通常是彰顯的最後階段，反映了與自我的一種不和諧的關係。疾病是生態反饋系統在告訴你：「請用筆記錄下來，這裡有什麼出錯了，最好查一下。」藉由適當的洞察力，身體可以很容易被解讀。

一位患有狼瘡（這是一種免疫系統變得紊亂、並開始攻擊紅血球的疾病）的女士來找我，追溯她過去與自殺傾向有關的困惑感。一位感覺他沒有「一條可以站立的腿」的男士，患有膝蓋的慢性病和虛弱的腳踝。一個三歲就需要戴眼鏡的孩子，顯然在面對和適應生活上正遭遇困難。封閉的心智態度，以及「我就是不想聽」的想法會造成聽力困難。身體的疾病總有心理和情緒的原因，這對於需要進行什麼治療和在哪一個層次上治療，會是一條重要線索。心智的模式、態度和情感對身體的不平衡負有責任，只有了解、學會和轉化了這一點時，才會產生完全的療效。

將心智調頻到能與靈性相連時，就能獲得未被預知的洞見和智慧。創造之泉就會從這個源頭泉湧而出。藉由適當地調整心智，就能只是單純地投射想法而創造出實相。和平、健康、喜悅和愛的思想，能產生具有療癒能量的人體能量場，別人只要待在你身邊就能獲益。當我們學習治療自己，並放下任何低於我們真正潛力的信念或局限，創造力的可能性就會無遠弗屆。

心輪治療礦石

在水晶治療排列中，有一些心輪礦石可以使用於胸部，進行無限數量的組合和排列，用愛的力量來治療。除了粉晶、紫鋰輝石和粉紅電氣石的心輪三位一體組合之外，還有一些其他值得認可作為主要的心輪治療石，像是：薔薇輝石、綠柬菱石、綠色電氣石和菱錳礦。

粉晶是落實心輪的基石，它是愛自己、寬恕與內在和平的例證。當粉紅電氣石動態地表達愛時，紫鋰輝石會啟動愛的力量（這些礦石都在《水晶光能啟蒙》中深入介紹過）。

薔薇輝石能將愛的力量接入日常的行動之中，而綠東菱石能緩和並治療任何令你苦惱的問題。綠色電氣石能增強情緒身體的力量，為情感的最高表達做好準備，而桃色的菱錳礦會跨越太陽神經叢，將臍輪的力量與心輪相連接，和諧地調合身體和精神的能量。

在水晶治療排列中，當使用這些礦石的任何一種時，要了解每一種礦石的特殊目的，並以一種將創造出所期望的效果的方式來使用礦石。一個為一般目的而設計的進階心輪排列，可以透過在胸部中央放置一顆大的粉晶來完成，從內在汲取能量，並用於個人的復元。四顆綠東菱礦石被置於粉晶周圍的四個方向上，帶入治療能量。在胸部上方放置至少四顆粉紅及／或綠色電氣

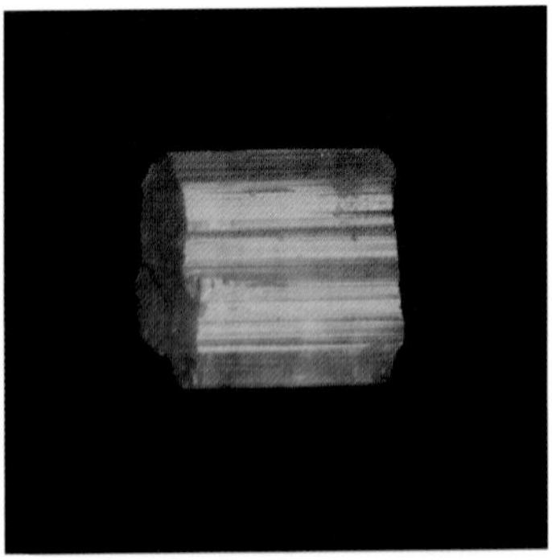

粉紅電氣石 Pink Tourmaline

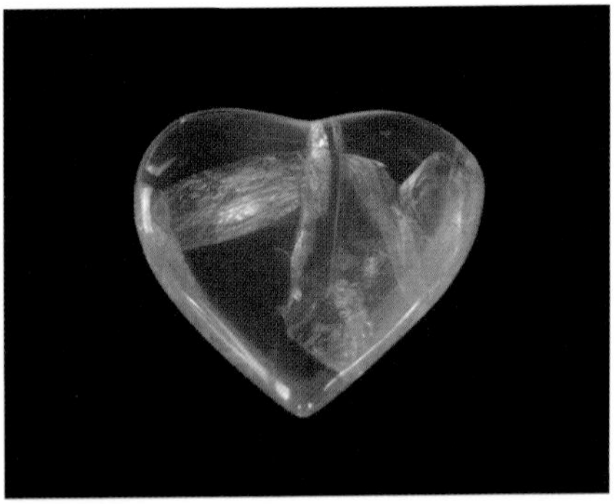

粉晶 Rose Quartz

石，指向喉輪，引導愛的力量進入喉輪而能夠清晰地表達。太陽神經叢上的菱錳礦和它正上方的紫鋰輝石，以及下面的薔薇輝石，會啟動愛的療癒力量，引導它進入臍輪之內，直接運用於日常活動中。

這些心輪治療石無論以何種方式或何種組合使用，都會將慈悲的實相帶入個人的經驗裡。在執行水晶治療，當這些礦石美好地傳遞愛的不同表達和課題時，它們會成為你最好的朋友。

釋放、清掃、放下

我們的療癒有賴於放下的能力和意願，釋放任何正在制約與大我（the Self）相連結的事物。當舊有的連繫、關係、事業和習慣模式消失時，這個過程時常為個人的生活帶來許多劇烈改變。當新的自我面對具有相似思想和環境的人們，在其中內在的發展會得到滋養，這個放下的過程可以是一種繃緊許多根心弦的過程。有時

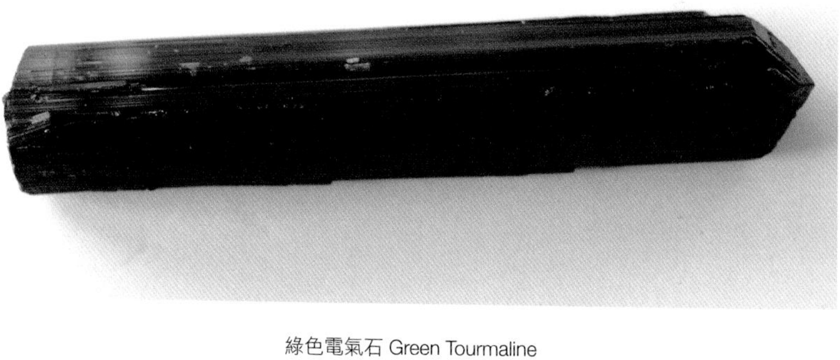

綠色電氣石 Green Tourmaline

人們會製造嚴重的疾病，作為一種覺醒和啟動他們生活中急遽變化的方式。儘管這種犧牲貌似巨大，但生活變得與自己的更高意識和諧一致，這種回報是生活中能提供的任何其他事物所無法超越的，常常顯得你彷彿重生了一樣，卻依然保有同一副身體。

這種靈魂的重生，是每一個人每時每刻都能面對的轉化機會。放下所有錯誤的安全感和與小我相關的事物，將會獲得健康和喜悅的豐收。當你陷入恐懼的黑洞時，只有當你有勇氣和信心願意融入另一邊的光明之中，這樣的結果才能達成。個人對這個過程的付出和承諾是一種催化劑，它能讓心靈成長以一種難以置信的加速在個人的生活中展開。水晶在加強、促進意志力和自我控制的同時，也有助於消融遮蔽內在光明的虛假陰影。

一旦這個過程啟動，可能需要花費數月甚至數年時間來完成重生，但每一天都會帶來更多的清晰、一點點更多的力量。每一次有意識地呼吸，都讓你更靠近自己存在的源頭，對水晶的每一瞥都會讓你想起光，這種效果是可以累加的。你會成長，當你這樣成長時，個人的轉化和力量提升便是自然而然的結果。你經驗到的療癒正等待你持續地給與肯定，並將之帶進日常生活事物中。它現在就在那裡，療癒只有一呼一吸之遙。

結束治療的時間點

在做水晶治療期間會有自然的流動，通常會進展到一個完美的結束治療的時間。這通常是在一個主要轉變已發生或已達成共識之後。最好不要嘗試在一次治療中把所有課題「全部做完」，因為接受治療者會需要時間來消化和吸收這些經驗，並透過個人的維護計畫來統合這種效果。因此，在治療師覺得最適當的時間結束治療，這樣做才最有利。根據我的經驗，水晶治療從案主進門開始，至少需要兩個小時，直到擬定出一個適當的維護計畫，這並不是一蹴可幾的事。當你水晶治療做得愈多，你會對何時是結束每一次治療的最佳時機更有把握。

在被治療者重新張開眼睛、回到現實世界之前，讓他很深、很全然地呼吸，這點很重要。按照如下所述進行引導：

完全而徹底地呼吸，尤其要讓呼吸進入治療發生的主要區域，並將你的光和療癒能量帶入你的體內，感覺光和療癒能量在你的血流中循環，並經過你的神經系統。引導你的中脈之光進入每一個細胞、每一個組織和器官，並讓它進入你的大腿，直到你的腳底。現在，我要你準備好睜開眼睛。當你睜開眼睛時，我會遞給你一面鏡子，你看見的第一個畫面會是你自己和放在你身上的礦石。這會是對治療的一種肯定和療癒已經發生，以及你內在之光的美麗實體展現。現在，當你感覺準備好時，請慢慢張開眼睛。

預備好一面鏡子，當你的案主張開眼睛、輕柔地觸摸心輪並說著：「我們確認光和療癒已經發生了。」把鏡子遞給被治療者，讓他注視其身體上所呈現的美麗的光和色彩。

移開礦石並沒有一套固定的規則。通常先拿開圍繞在主脈輪旁的礦石，把在治療中起主要作用的礦石留在最後。舉例來說，如果治療主題圍繞在清晰表達一個人的思想和感覺能力時，喉輪上的礦石就要最後拿開。留下海底輪上的礦石和膝蓋或腳上的礦石直到最後，這樣做是有益的，可以繼續將療癒能量接入體內。當你移開礦石時，用一塊濕棉布擦拭每一塊礦石，並把需要額外淨化的礦石放在一邊，用陽光和水洗法淨化礦石（孔雀石、粉晶等）。其餘礦石可以放在水晶簇上，或用煙薰來淨化。

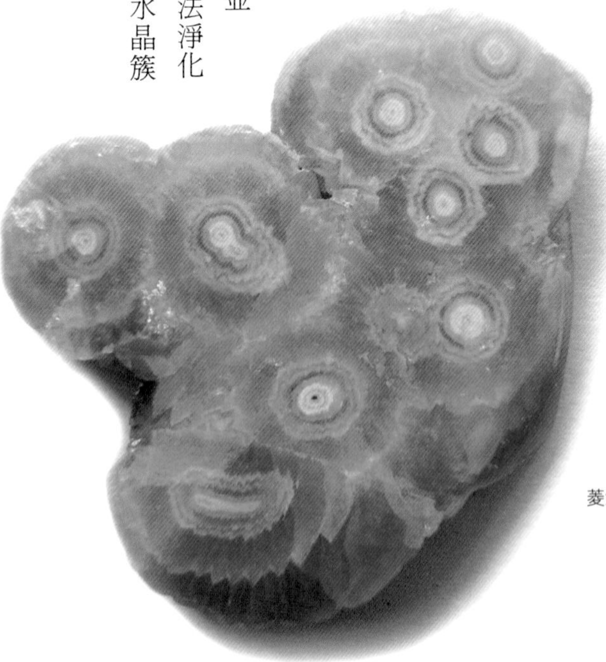

菱錳礦 Rhodochrosite

在一次治療之後，被治療者通常會感覺稍微有點飄飄然和失去方向感。要確定你的案主在回到外面的世界之前，已經徹底清醒了，這是水晶治療師的責任。讓案主站立且深呼吸，四處走動，去一趟洗手間，喝點茶水，並建議他們儘快吃一頓高蛋白的正餐，然後制定出一個適當的維護計畫。

在案主離開之前，焚燒雪松和鼠尾草（參見第十四章：淨化和重新充電）或是高品質的薰香，也是一種很好的作法，並用淨化的香氣圍繞案主的能量場。在你下一位客戶到來之前，如此也能淨化空氣，讓治療的空間變得再次清新。

6 療效維護計畫

當一次水晶治療完成時，花點時間和案主一起擬定個人日常治療維護計畫是很重要的，這是治療過程中最重要的部分之一。在水晶療癒之旅中，接通了深度而神聖的內在源頭，使之成為發生改變的基礎。但如果沒有積極的與個人日常的練習及實踐結合起來，這種經驗的活力就會喪失，徒然成為一種記憶而已。正如菲律賓的心靈外科療癒者，能從體內將身體的疾病移出體外，但如果這種相關的心理和情緒習慣沒有改變，疾病通常就會再犯。

這種觀念是要幫助每一個人觸及自己的內在資源，而不是倚賴身為治療師的你，甚至倚賴於水晶。有時必須倚靠他人，直到我們強壯得足以自行站立。水晶治療師的角色是要「在那裡」，並協助治療過程。但當個人的個別要求得到了光，並學會如何在日常生活中運用時，個人力量才會真正的提升。個人對治療過程負起責任，才能實現這樣的提升，這需要不斷有意識的努力，和日常紀律的行動，來配合已發生在潛意識和超意識的精微層面上的變化。

要將我們在水晶治療中見證與經驗到的實相加以鞏固時，一個重要的因素就是，倚賴排列在第一、第二和第三脈輪上的礦石。當黃水晶、髮晶或金色黃玉（參見連結臍輪，第179頁）被置於肚臍上或它的周圍時，身體系統會將頂輪的金色能量滲透進臍輪之內。臍輪上的金色虎眼石是一種鞏固和穩定的力量，極有助於消化進到體內的更高頻率。在第二脈輪上的瑪瑙、石榴石或血石，會刺激創造力並淨化身體系統，整合上層脈輪的更高頻率，並將這種創造性能量傳遍整個脈輪系統。放置於鼠蹊、膝蓋、和腳上的墨綠或黑色電氣石、煙水晶、黑色鎬瑪瑙或鷹眼石，會傳導第三眼和頂輪的靈性意識進入稠密的物質層次。

靜心冥想

開始個人練習的最好技巧之一就是冥想。較佳的冥想時間是早晨起來所做的第一件事情，這可以為一整天設定態度。也可以在晚上睡覺之前進行冥想，睡前冥想時，允許頭腦釋放白天所積聚的緊張，否則它們就會沉入潛意識，造成睡眠不安穩，或在第二天繼續感到焦慮。即使每天冥想兩次各十五分鐘，都會為你帶來顯著不同的感覺。運用以下簡單的中軸線呼吸技巧能引動靈魂的回應，幫助整合水晶治療的正面效果。吸氣時，觀想綠色的光進入生病或阻塞的區域，呼氣時，觀想將舊有的糾結思緒或感情排出，療癒過程持續不斷。也能進行個人靜心冥想，最重要的是付出時間和擁有安靜的空間，來獲得覺知的內化，並將意識調頻到健康安寧的意象上。

當水晶治療中的時間跨越完成之後，成人自我返回到孩童自我（或現在的身分與過去或未來的自我連繫上），你持續察看、滋養，並將這個轉換後的自我整合到成人的實相中，這樣的維護療程是非常重要的。再一次觀想這個場景，並頻繁回來照顧和滋養這個孩童自我，使治療變得完整。

為了幫助鞏固水晶治療時所取得的微妙效果，可以做一個簡單有效的冥想，來鞏固微妙效果進入現實中，這可用兩顆天然發電機煙水晶來達成。身體挺直地坐在椅子上，腳底著地，透過意念跟隨呼吸的流動來讓頭腦安靜下來。雙手各握住一顆煙水晶，尖端朝下，不要對準身體。當你吸氣時，感覺發光的黑色力量正在被傳導進入第一脈輪，呼氣時，經由肛門將它從腳底排出。這個意念的焦點會啟動海底輪，用光將它填滿，並滋養在水晶治療中被種下的種子。在十一分鐘的煙水晶冥想之後，接著將注意力轉移至其他形式的維護上，即肯定語、有意識的重新設定等。

運用肯定語

大聲複誦肯定語，在個人維護療程中非常有效。構想出自己選擇所想要成為的意象，並把這些話用現在式「我是」而不是「我會是」說出來。這有助於讓改變存在於現在，而不是出現在遙遠未來的某處。使用的肯定語，應該與在水晶治療時發生的經驗和轉化有直接關係。例如，某個人正在積極致力於釋放對母親的憤怒和怨恨，這個肯定語就可以是：

「我已經完成了對自己的愛和滋養，我了解並原諒我的母親無法滿足我的需要。我現在把我的愛送給她，感謝她在我成長過程中對我的幫助，並教我學會寬恕的課題。」

當這句肯定語被真誠地重複使用且進入潛意識之後，它就會包含愈來愈多真實的事物，並創造出必要的思想模式來改變舊有的心理與情緒軌跡，否則，這些舊軌跡是會在你的潛意識裡愚弄你並在你生活中不受控制。

個人對水晶礦石的運用

不管是什麼特別的水晶和礦石，若是在水晶治療中極其有效，它們就能被運用於個人練習中。如果是治療「愛自己」的問題，那麼就可以使用粉晶，或者如果你想要在生活中彰顯力量，那就使用黃水晶等等。被治療者可以運用這些礦石，無論是佩戴、握在手中、攜帶，或在私人時間用水晶來冥想。當被治療者躺下並開始自我治療時，這些礦石也能放置於身體上相關的脈輪區域。

投射水晶能與想要的結果其有關的意念和意象一起被程式化，放大治療效果（參見《水晶光能啟蒙》，程式化投射水晶，第113至114頁）。當你與水晶以這種方式一起運作時，有可能需要花比其他方式更長的時間效果才會發生，因為一旦被程式化後，水晶會持續將正面的投射之光照入起因層（the causal plane），以較快顯化實際結果。當程式化水晶以這種方式被使用時，一定要小心。被治療者一定要準備好接收被投射進水晶內的所有意象，並且只設定最正向的思想到水晶裡。

在療效維護計畫中，用來鞏固正面效果的最佳礦石之一，就是黑色或墨綠色電氣石，往往外型顯現為黑色的電氣石，實際上是一種很深的墨綠色，它將綠色的療癒要素落實到第一脈輪的深處。要將水晶療癒的精微效果整合進日常生活時，墨綠色電氣石是一種可以用來佩戴、攜帶、冥想或握在手中的完美礦石。暗色電氣石將靈性力量接通到大地上，而且它是在轉變時期中極其鼓舞人心的朋友，可協助中和神經質的習慣模式，以有意識的行動取而代之。

有意識的重新設定

經過持續的練習，就有可能有意識地將舊有的心智磁帶刪除，並將心智重新設定，以有意識的意念來運作。這個練習需要每天堅持不懈地去運作。一旦我們覺察到某個心智習慣已不再具有生產力，就可以選擇屬意的心智模式，然後疊加在舊的磁帶上。其作法是以一個舒適的姿勢安靜地坐好，用手握住你最喜愛的水晶，放在第三眼處。觀想你正在感覺、看、呼吸並做出新的結果。當你在一整天裡有意識地用你選擇的新的心理狀態、相關的態度和感覺來取代舊的模式時，用現在式說出肯定語，將它帶入現實生活中。

如果你非常害羞、內向，害怕與人相處，那就將心智調頻到一顆黃水晶之內，並觀想你自己感覺到自信、安然，然後將愛灑向他人。觀想和各種人交流、交往，像從加油站的服務員，到極其私密的關係。將這新的意象牢固樹立在心智中，並加以肯定，之後，想要在一天的活動當中轉換心理模式就容易很多。當設定好了這個程式且注入意念，就很容易在物質世界裡顯現你所選擇的結果，生活也會相應地發生改變。這種有意識重新設定的過程，能將力量重新交還到個人手中，因為它能夠使一個人改變習慣並療癒內心。

當意志被有意識地聚焦和引導時，就有可能觸及一個無限的能量源頭，並將它導入在各種層面的自我治療。每一個人都可以接近內在靈魂力量的泉源，並將之運用於清理頭腦、治療心靈，以及平衡身體。當思想、感情和行動變得與靈魂和諧一致時，個人對自己的認知就不僅僅是一個身體、心智或感覺而已，我們會知道，我們是萬事萬物中一個更偉大計畫裡的一部分，能將健康和安寧引導進入自己的生命，進入這個世界；我們終於認識到，我們就是健康與平安。

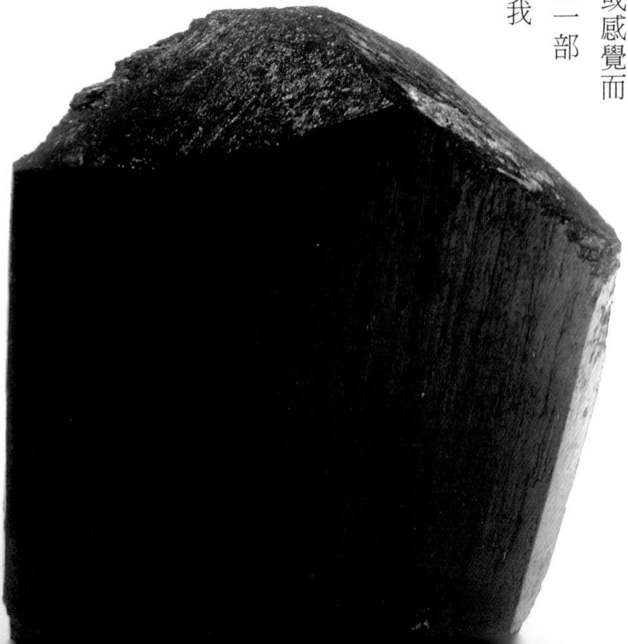

黑色電氣石 Black Tourmaline

PART 2 珍貴大師級水晶介紹

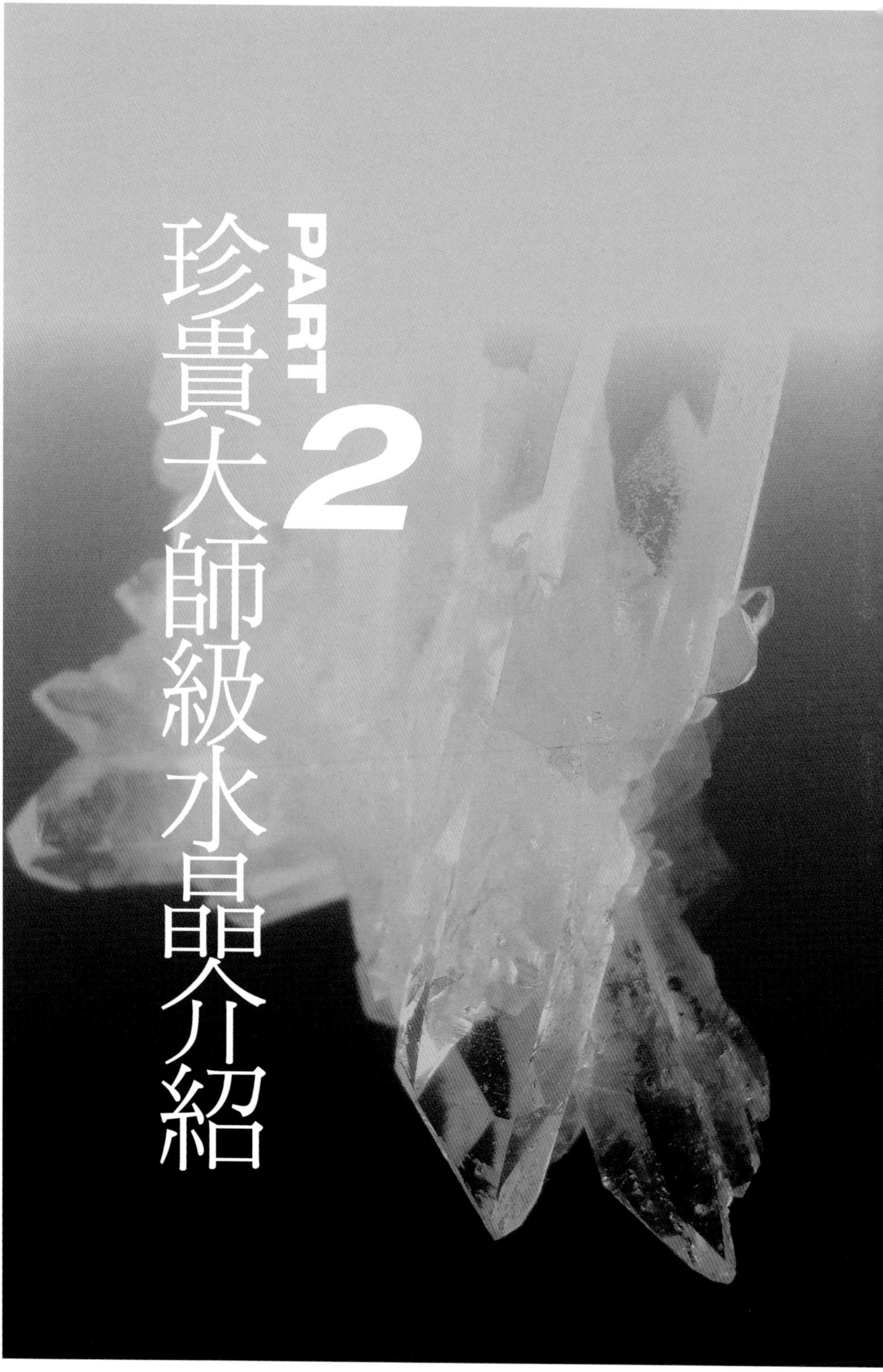

7 傳遞神性法則

大師水晶（Master Crystals）就是——「大師」，它們以完美的形態存在，顯現與光之源的合一。每一顆大師水晶都顯示獨特的原則，並開啟一扇大門，讓你體驗到一個靈性與物質整合的世界。這些水晶是來自天堂的信使與神聖法則的大師。一些大師水晶會毫不留情地去除自我中心的態度和身分的黑暗，另一些則服務於打開與高我畛域的有意識的溝通。

大師水晶都是導師水晶（參見《水晶光能啟蒙》第108至110頁）。這些水晶以及如何使用它們的知識在這個時代出現，顯示我們已準備好接受現在準備要了解的廣大知識。作為一種生命存在體，我們可以將之融合到目前能掌握的思維過程、想法和觀念中。我們只運用了腦力的十分之一，而我們能夠百分之百地運用腦力。大師水晶傳輸的頻率能啟動心智的更高力量，將我們的注意力引導至靈魂層面。愈來愈多的大師水晶正在被定位和接生，來到地球的表面，並受到人們的注目，它們熱切地想要並準備好帶來顯著的轉化。

通靈水晶（Channeling Crystals）、傳訊水晶（Transmitter Crystals）和窗子水晶（Window Crystals）的幾何構造，是它們最易區分的標誌。它們具有極其深刻的象徵學、數字學的重要性，並且是神聖秩序的物質呈現。這些大師水晶的幾何是精確而獨特的，這決定了它們的目的和用法。雷射權杖水晶（The Laser Wands）和地球守護者水晶（Earthkeepers），有著古文明的古老知識被加持其中，而骨幹水晶（Elestial Crystals）可以清除心智的黑暗，得到真理的啟示並調頻至天國。

大師水晶最常用於個人冥想，或是與思想相近的夥伴或團體一起冥想。在你正積極地與這些水晶一起運作的期間，最好不要讓別人碰觸它們。基於每一塊水晶都會溝通的本質和功能，個人與水晶一起運作的清晰的感受能力，對於正在被傳輸的知識來說是最基本的。因此首先要學會，讓不斷從潛意識中浮現的所有思緒安靜下來，並訓練頭腦接受大師水晶的教導。藉由訓練頭腦來感知大師水晶的頻率，就可以學會次元間的溝通藝術，跨越人和礦物之間的隔閡。

到目前為止，我只知道有六種大師水晶：通靈水晶、傳訊水晶、窗子水晶、骨幹水晶、雷射權杖水晶、地球守護者水晶（而我相信有十二種），它們全都是透明水晶，其

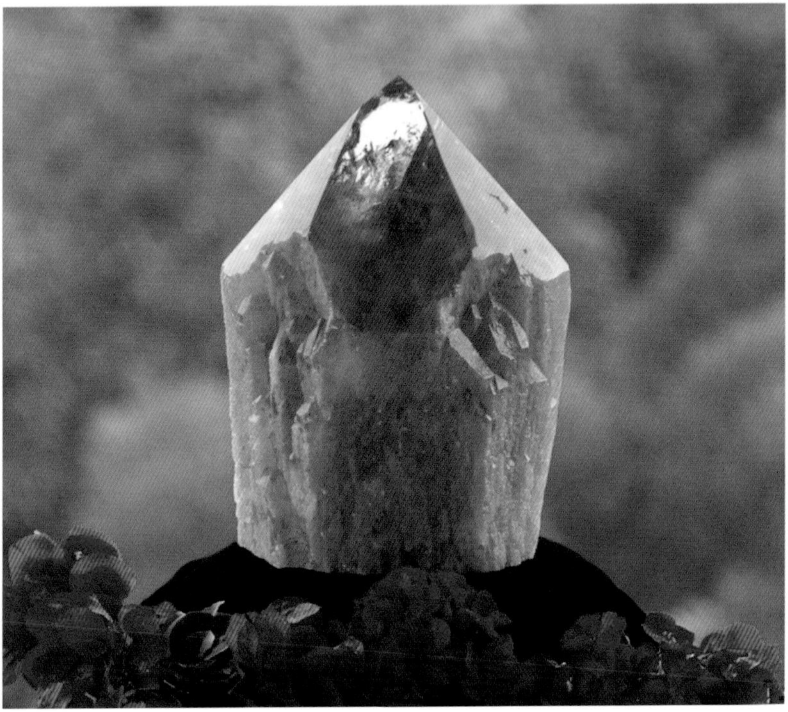

紫晶導師水晶 Amethyst Teacher Crystal

他六種到現在為止我還沒有找到。也許它們會在我寫第三本書時出現；也許你會發現它們。令人興奮的是，我們已為如今出現的水晶做好準備，而它們也準備好被我們有意識的調頻所啟動。要懷著全然的尊敬和純潔的意圖使用這些水晶，它們是我們的嚮導，我們的老師、朋友，它們就在這裡。你準備好了嗎？

8

通靈水晶

幾何學和數字學的重要性

我們可以透過水晶正面中心一個很大的七邊形琢面，而背面呈現一個完美的三角形來辨認通靈水晶。沿著三角形，通常有其他更小的水晶從背面突起。

以數字學而言，七是一個形而上學的數字，象徵學生、神祕主義者和深奧真理的尋求者。七代表了更高心智的直覺，以及進入內在尋求智慧的人。七是神祕真理的數字，那是在抽離狀態允許第三眼洞見出現時領悟到的。通靈水晶如此明顯呈現的很大的七邊形琢面結構，是通往內在真理得以顯現的門徑。

水晶背面的三角形，允許這些真理能以口語表達出來。三的數字代表說話的力量，以及創造性的和快樂的表達能力。數字七的有力組合，能將心智帶入內在尋找智慧。數字三使智慧透過說出的語言來彰顯並分享（在我知道有通靈水晶這回事之前，很多我個人接收到的有關水晶的力量和潛力的資訊，都是我從一塊通靈水晶中接收到的）。

七邊形琢面代表了人類意識要到達和接通靈魂智慧所必須獲得的七項品質。組成七邊形的每一條邊代表一種美德，與其他六種美德相互平衡、和諧。這些美德是：愛、知識、自由、顯化（投射與創造的能力）、喜悅、和平與合一。當將這些美德整合進入一個人的存在時，接通真理的大門會打開，智慧於是奔流而出。

通靈的運用及潛在的誤用

如今，「通靈」一詞被頻繁使用，在不同的圈子裡意思各不相同。通靈大師水晶所指通靈的意思是，接通並表達來自靈魂深處的真理和智慧之源。這意謂著與自我內在知識的終極之源有意識的連繫。

通靈可能被潛在誤用。今天，有許多人都在通靈，許多來源正在被連結，很多各種不同的資訊正被獲取。關於通靈，存在著極其聳人聽聞的報導，那時常是一種自設的陷阱。許多身體之外的靈魂願意使用身體載具來表達自己。這些脫離肉身的實體，有可能

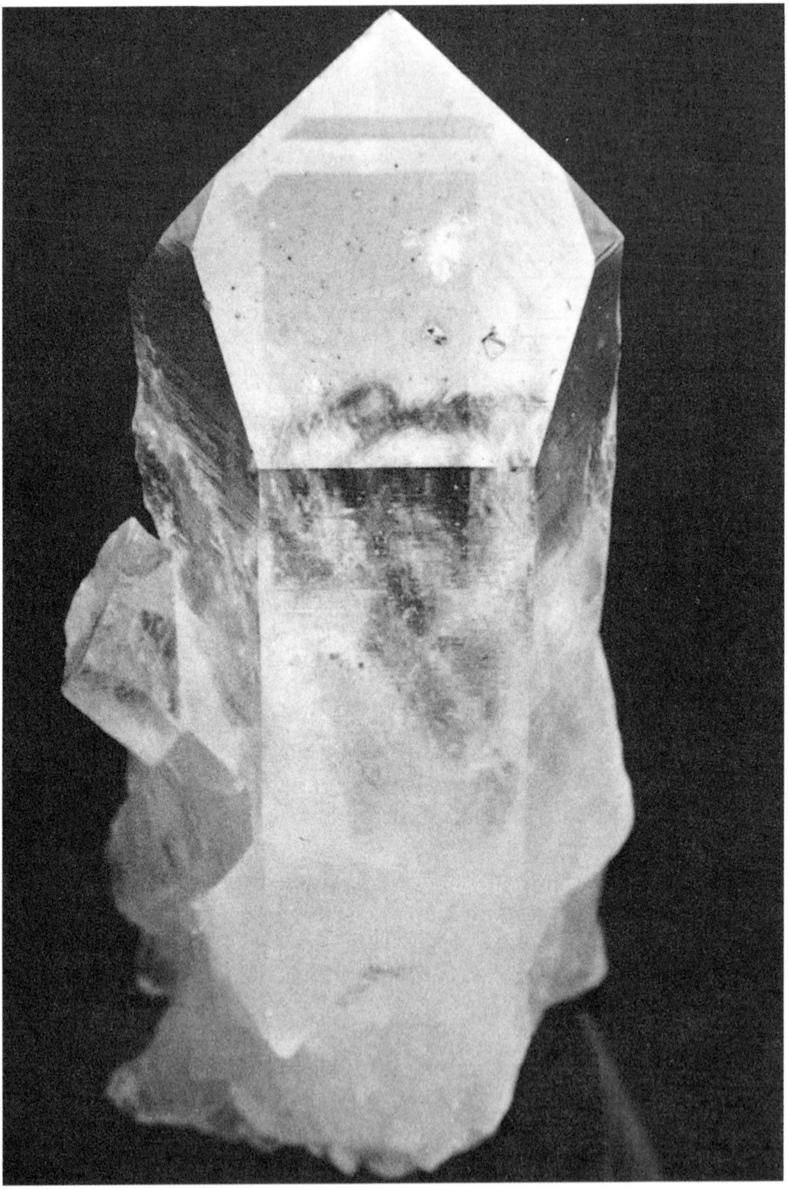

通靈水晶 Channeling Crystal

比他們選擇透過其說話的那個人更進化，掌握更清晰的知識，但也有可能相反。這些資訊可能是中肯的或正確的，也可能不是。

當接收通靈或成為一位通靈者時，一定要小心，不要把你的力量移交給另一種力量，除非你確切地知道它的意圖是純粹的，且它會服務於你的至善。我建議，在通靈開始之前，通靈者和接收者一起坐下，召喚保護和指引，使用個人技巧將彼此環繞在光之中，或背誦肯定語（參見第二章：治療空間準備工作，第18頁）。這會確保適當的訊息傳播盡可能來自最高源頭。

如果一個人打通他與另一個比他不進化的靈體的心靈管道，那麼他的生命能量就會被侵占，常常會覺得非常疲累，然後失去方向感。如果一個人想要通靈，並將潛意識向一個他設想比他更了解自己的靈體開放，但這個來源是脫離正軌的，那麼他就會被嚴重誤導。如果一個人的心智打開了，接受不正確的勸告且相信它，那麼他的直覺力就會被壓抑，將他的實相建立於他人的感知之上，而非內向尋找內在的力量與知識。

這並不是說，無肉身靈體的訊息來源完全無法幫助我們。關鍵在於，如果找對地方，我們就能擁有內在的知識，有可能從自己的無限源頭獲得資訊，並將這種智慧運用在生活中。

無疑的，宇宙間存在著許多高層次的靈，需要的時候，我們可以從祂們那裡汲取力量，並將我們的意識與祂們相連，以接收知識和光。靈性嚮導也存在著，祂們總是在我們周圍，在我們進化的過程中提供協助及力量，讓我們得以召喚，給與保護和指導。然而我們真正的力量和智慧就存在自身之內，我們愈是調頻到個人源頭，個人安全感和提升力量的進展就愈多。

通靈水晶在此是要教導我們如何觸及內在智慧。透過它們的神聖幾何、相關連的美德和數字學的象徵，代表了進入個人內在源頭的能力，獲得真理、然後透過口語表達將之展現出來的能力。這些通靈水晶已出現在這裡，是為了要教會我們，如何獲得和引導來自靈魂最純粹、最深處的光綻放。

有時在這個過程中，我們會遇到能被認出並可向其學習的其他實體（通常是如此）。區別在於，我們不是把自己的力量給出去，總是用內在的試金石對資訊加以檢查後，再予以肯定或否定。當我們以這種方式來確認自己的智慧時，我們就學會了如何汲取個人資源，加以運用來指導自己的生活。

運用通靈水晶的藝術

通靈水晶能用於許多目的，它們是個人冥想練習的工具，用以獲得內在的清晰，導引智慧之光進入心智和日常事務之中。當有特殊的問題需要特殊的解答時，或者當你想要得到一個特殊領域內的資訊時，就可以使用它們。在找回被儲存的資訊方面，通靈水晶是一個很好的夥伴，可以與傳訊水晶一起使用。它們能用於團體中或與另一人一起使用，無論是哪種情形，要想接收什麼樣的資訊意圖，應得到每位涉入者的同意。這種有意識的心智連結，允許團體（或個人）將他們的心智與相同的源頭相連，以感知所想要得到的資訊。

在與通靈水晶一起運作之前，把它握在左手中，讓意念追隨呼吸的流動而使頭腦安靜下來。冥想七大美德，讓它們成為意念的焦點，並且認同它們。觀想在喉輪周圍有一束純粹的藍光，在第三眼處有一束深紫色光。其他水晶礦石可以用來協助啟動這些脈輪——海藍寶、藍電氣石、藍天青石、矽寶石用於喉輪，紫水晶、螢石或舒俱徠石用於第三眼。這些礦石可以佩戴、握在手中、用於冥想，或放在相關的脈輪點上，來啟動第三眼洞見的直覺力，以及喉輪的表達能力。在啟動這兩個脈輪之後，口頭召喚你靈魂的光明和智慧前來引導、保護並告知你。

在清理、安定和有意識地程式化心智之後，可以採用下述其中一種途徑。第一，握住水晶，專注於內心，將七邊形琢面對準第三眼，並長而深地呼吸。第二個方法是做手印，將雙手的食指和拇指合攏，將木星智慧（食指）連接到個人的自我身分（拇指），其餘手指伸直。將此手印放在通靈水晶尖端的頂點，閉上眼睛，允許意念變得非常安靜、開放和善於接收。

一旦通靈水晶開始運作，無論接收到什麼印象、符號、圖像或感覺，都要加以承認

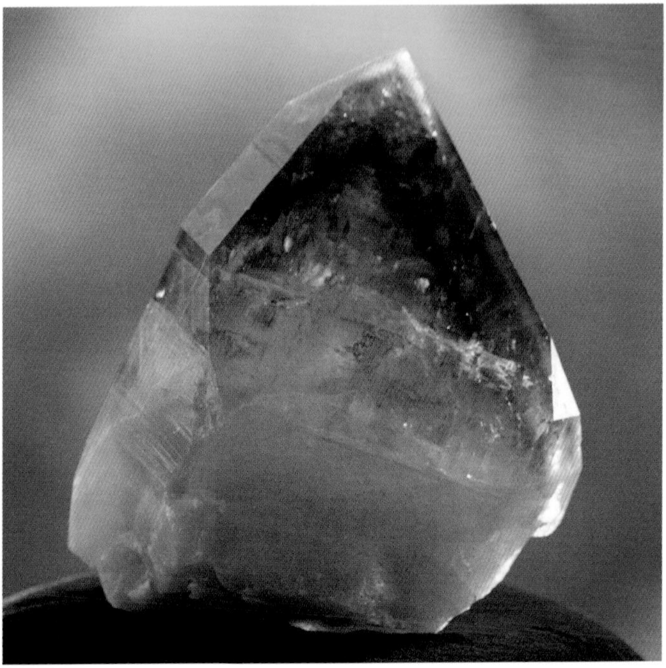

幻影煙水晶 Smoky Quartz Phantom

和表達，而不能懷疑或不信任。印象可能一開始模糊不清或很微妙，但一旦頭腦自我調整來適應通靈水晶的頻率，它就會毫不猶豫地流動。允許訊息流經你，而無須理智判斷或思考。為每一次通靈錄音，或請別人做紀錄，或事後你立即把它記下來，都是很好的方法。儘管你完全是有意識的，但通靈是處於一種意識轉換的狀態，常常是陌生的，而且往往不容易回想起來。

當進行調頻並予以微調，就有可能感覺到擁有某些知識的其他存在體的臨在。如果你感覺到你可以藉由與祂們溝通而服務於你，你就能有意識地選擇將你的心智與祂們相連，並接收資訊傳輸。當你與祂們相連，如果這時通靈的聲音很大，聲音的本質就可能改變。如果這種情形發生，我會建議你維持與自身光之源的清晰、強大的連接，並維持你的身分，同時允許另一個存在體的表達。

在允許非肉身存在體協助你的過程中，重要的是不要把至高權威授與另一個來源。相反的，把這個存在體看作你自己（你的超靈）的一部分，並與你所是的相同的光之源相連。允許其他存在體（聲音）傳遞的益處是，這會允許你脫離自己的線性身分，視自己為一個更偉大的整體的一部分。通靈水晶的意圖，是藉由使個人能接通存在於每個人之中所有不同的層面，和所有不同的光線，來教導如何增進個人的力量。

有為數不多的通靈水晶，已經被先進的存在體和我們種族的古代長老給設定。這些水晶適用於特殊的人，他們會將它們吸引進生活中，並且知道他們有必要與水晶一同運作。只有有意要從這些水晶接收資訊的人，才能將他們的心智調頻到水晶的頻率並且啟動它們。當這樣做時，非常特別的資訊會被顯現和傳導過來。這些特別設定的通靈水晶，有雲霧狀的內含物、旋轉束、幻影或儲存印記（參見《水晶光能啟蒙》，第117至119頁），是獨特的通靈水晶，它們通常很大、很驚人。其他更常見的通靈水晶會服務於它們的人類夥伴，用來連繫並清晰地引導他們靈魂的智慧，藉以回答任何問題或想法。

9 傳訊水晶

幾何學和數字學的象徵

傳訊水晶也因其琢面的幾何學而聞名。它們也展現了七比三的比例（正如通靈水晶一樣）。然而，在傳訊水晶中，一個完美三角形位於水晶的中正央，三角形的兩邊是兩個對稱的七邊形琢面。數字七代表為了要用超意識心智認識真理，而控制身體感官和欲望的能力。七是領悟神性的我，而三則透過個人的意識對領悟神性的我，予以個人的表達及彰顯。

七比三比七的數字學組合象徵性地指出，提升個人力量和顯化力（數字三），由直接連接至超意識的兩個七所平衡。正是這個將個人意識與超意識相結合的舉動，為世界帶來了一種取得宇宙知識和智慧的方式，並讓它們在日常生活中運作。

中心三角形是連接點，是個人身分與宇宙身分之間的橋樑，代表著合一性。七邊形的琢面，體現了得到神的啟示的存在體之美德，它們同樣是：愛、知識、自由、顯化、喜悅、和平與合一。

透過運用傳訊水晶，就有可能以有意識的心智與宇宙智慧相連，並接收到與個人環境有關的特定資訊，或獲得宇宙真理（取決於意圖）。

改善溝通

如果適當地運用傳訊水晶，它能將人類思想傳遞進入宇宙心智，並因此相應地接收和得到回應。傳訊水晶所教導的第一課就是改善個人的溝通藝術。當思想或問題被清楚地定義，並投射進一顆傳訊水晶時，它會將這些心智的振動向外投入宇宙，以獲得準確的回覆。如果一個人不清楚、不專注或無法澄清自己的想法，那麼宇宙回覆過來的也會是零星散亂的，這就是宇宙之道。

如果一個人向宇宙陳述他想要什麼時精準而簡明，那麼宇宙回覆的答案也會反映這份清晰。溝通的要素之一，就是能簡明地說出為了達成完整，你覺得需要什麼。另一個同樣重要的是，感覺自己配得上它，當它來的時候，就能夠確實收到。

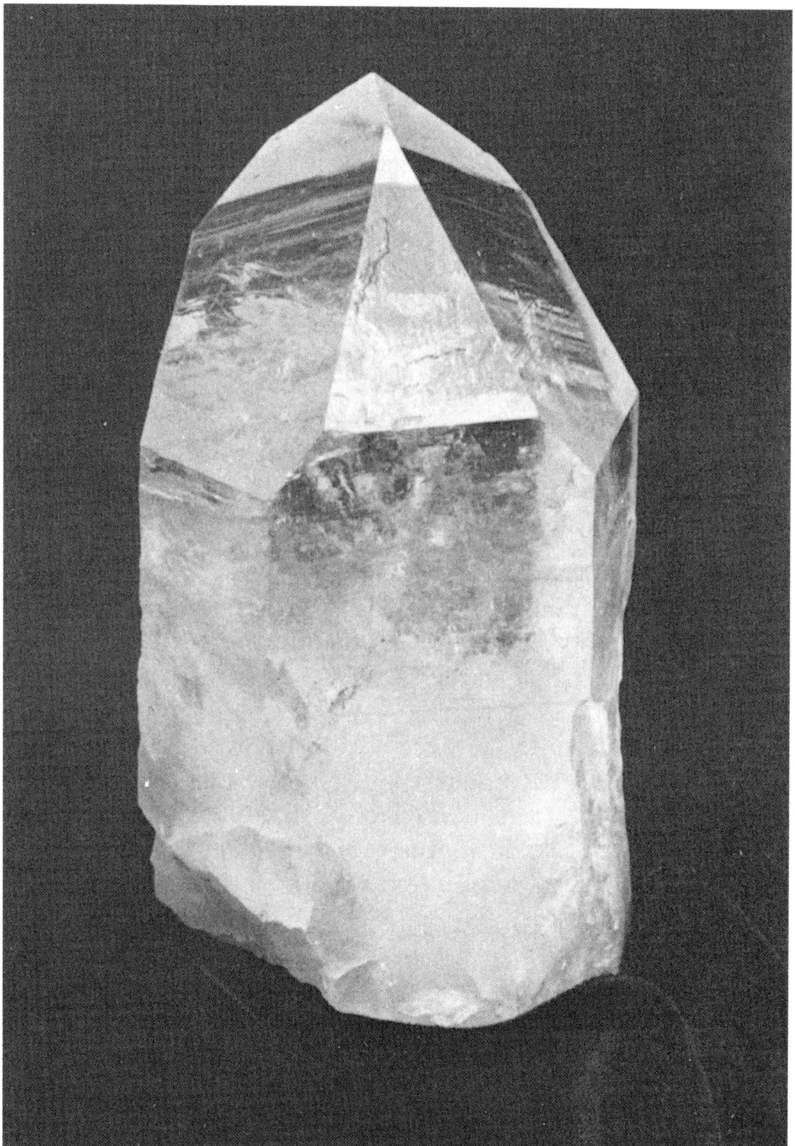

傳訊水晶 Transmitter Crystal

在很大程度上，我們的想法會成為創造個人物質現實的心靈藍圖。我們擁有我們已經傳輸給宇宙的一切。如果我們沒有得到自己所要的，那是因為我們還沒有清晰明確地定義和傳輸我們的意圖；也可能是因為我們沒能夠將正面思想的投射效果，整合進生活當中。當你與傳訊水晶一起運作時，就有可能藉由清晰地表達自己，並保證你已準備好且願意結合從中回返的能量，來學會溝通的藝術。

傳訊水晶是一個檢查和制衡的體系，如果你沒有得到一個清晰的答案，這就意謂著，你若不是沒有詳盡地說明問題或投射，就是你需要變得更開放和更善於接納來接收答案。傳訊水晶能幫助我們澄清自己所要的是什麼，在這方面它是偉大的老師，能協助我們開發將意圖投射進宇宙中的能力，使我們接收到相應的回應。

使用傳訊水晶

傳訊水晶能以數種不同的方式運作。在任何一種情況中，你都是在有意識地發送思想或問題，以接收到一個直接的回答。最多且最常用的方法，是將個人的心智連繫並調頻至宇宙的心智（這項技術與使用程式化的投射水晶非常相似，參見《水晶光能啟蒙》第113頁）。另一個方法是，有意識地建立與體外指導靈和大師的溝通。在任何情況下，意圖應該被清晰地定義和陳述。

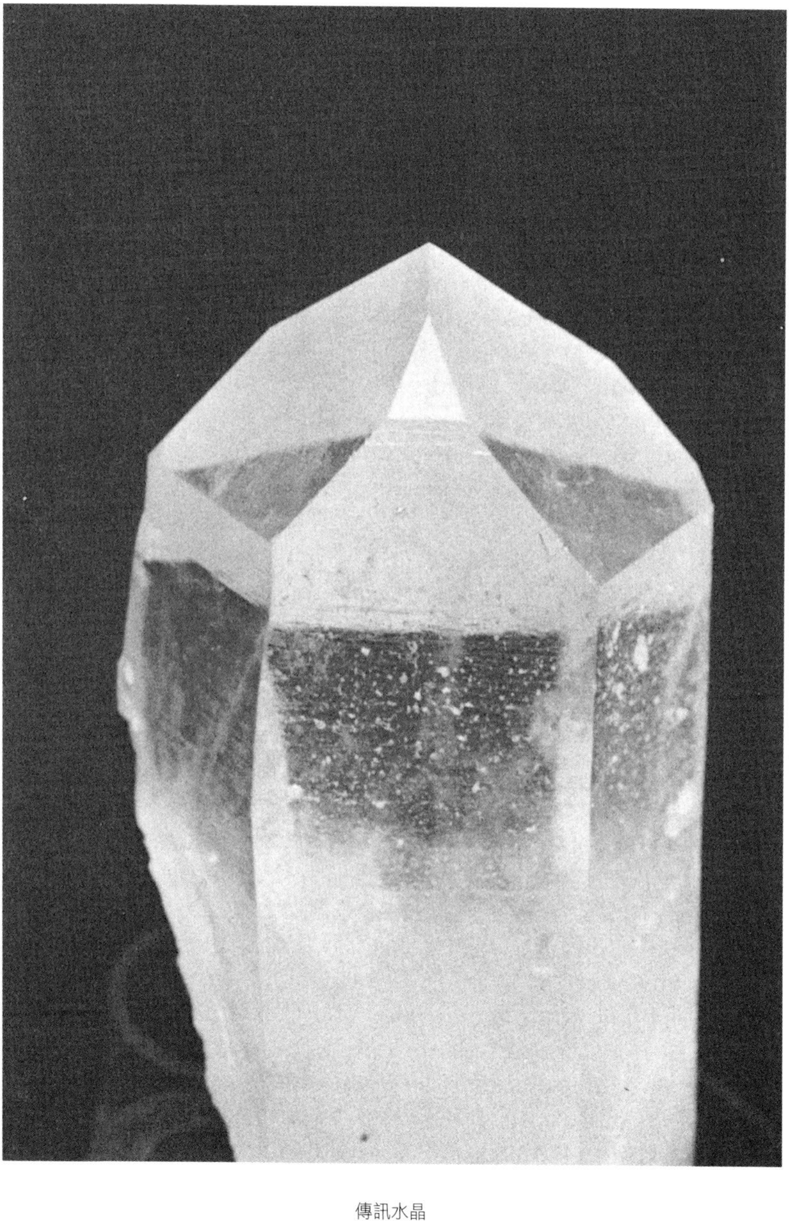

傳訊水晶

因為具有這種能力，傳訊水晶必須從地球層面傳送能量進入更高次元，這些水晶能被用作與其他生命形式建立起有意識連繫的溝通基礎。傳訊水晶是學習工具，個人可用來開發直覺力和心靈感應的溝通，也能在兩個人之間使用，以發送和接收訊息。一旦資訊被適當的接收者所接收，傳輸就得以完成，思想形式就從水晶中被排空，這啟動了如同自我保護的作用。

在將你的思想設定到這些水晶之前，花一些時間靜坐，深呼吸，將水晶七邊所代表的美德有意識地帶入焦點中。當你用左手握住傳訊水晶時，調頻至這些精神屬性，然後清晰地定義你頭腦中的問題，將水晶的三角形對準你的第三眼處，用意念將問題投射進傳訊水晶之內。然後將水晶放在一個聖壇上，或一個特別的地方，把它留在那裡二十四小時不受打擾。

在這期間，當傳輸正在進行時，水晶需要處在一個直立的位置，如果它們沒有天然的、可自行站立的底部，那就需要加以支援，最好用木頭支撐，但不要用另一種水晶或礦石來支撐，因為這樣會干擾傳輸。

在這二十四小時之內，傳訊水晶可以盡可能地多暴露在自然光（陽光、月光等）中，這樣會有助於水晶的投射力量。最好在第二天相同的時間，再次靜坐，與七個屬性相連，然後完全靜止你的意念，並變得非常開放、善於接收和滿懷意願。再次將水晶的三角形對準眉心，接收已經傳回給你的資訊。設定傳輸水晶的最理想時間是在日出或日

110台北市和平東路三段509巷7弄3號B1

生命潛能文化事業有限公司

生命潛能網址：http://tw.tgblife.com/
沙鷗異想天地：http://blog.roodo.com/devahalima/
天使之光部落格：http://tw.myblog.yahoo.com/lightfromangels/

廣告回函
北區郵政管理局登記證 北台字8851號
免貼郵票

生命潛能出版社　讀者回函卡

姓名：＿＿＿＿＿＿＿＿　性別：□男　□女　年齡：＿＿＿

教育程度：□國中　□高中　□大專　□研究所（含以上）

電話：＿＿＿＿＿＿＿＿　手機：＿＿＿＿＿＿＿＿

住址：□□□□□＿＿＿＿＿＿＿＿＿＿＿＿＿＿

E-mail：＿＿＿＿＿＿＿＿＿＿＿＿＿＿＿＿＿＿＿＿

關於本書

購買書名：＿＿＿＿＿＿＿＿＿＿＿＿＿＿

購買方式：□書店 □網路 □劃撥 □直接來公司門市
□活動現場 □贈送 □其他

何處得知本書訊息：□逛書店 □網路 □報章雜誌 □廣播電視
□讀書會 □他人推薦 □圖書館
□演講、活動 □書訊 □其他

購書原因：□主題 □作者 □書名 □封面吸引人
□價格 □促銷活動

您對此書的意見：

是否購買過本社其他書籍：

□是 書名：＿＿＿＿＿＿＿＿＿＿□否

對我們出版品有興趣的系列：□心靈成長 □健康種子 □兩性互動
□美麗身心 □心靈塔羅 □親子教養
□奧修靈性成長 □心理諮商經典

期望我們出版的主題或系列：

您對我們的建議：

您希望收到生命潛能的免費電子報嗎？ □是　□否

感謝您對我們的支持，為了答謝您的寶貴意見，我們將於每月抽取一名幸運的回函讀者，致贈本社新書一本，期待您的熱烈回覆！

落時，這時光的作用力劇烈變換，乙太是最敞開的。

當你正在和傳訊水晶一起運作時，最好不要讓其他人觸摸它們，因為他人的頻率會干擾你已經置入水晶中的能量。並且在傳輸之後，水晶應該被淨化（參見《水晶光能啟蒙》，水晶礦石的照顧與淨化，第48至52頁）。

當這些水晶被有意識地設定，它們具有強力的作用力，能夠潛在地將人類的意識與靈體所有的國度相連。在這個次元中，沒有二元性，只有光與對光的有意識的表達。在這個次元的存有，並不知道二元極性的生命是什麼樣的。與它們建立有意識的連繫時，我們在地球上就能持續接收到來自靈界世界的光，幫助我們維持與光之源的穩定連繫，儘管我們生活在一個一半白天和一半黑夜的世界中。它們傳送光給我們作為回應，也學習到我們生活在一個光並非持續呈現的現實，以及必須在大我之內尋找光，這需要信仰、信賴和臣服。藉由與傳訊水晶一起運作，每一種存在體都獲得了更大的經驗、知識和進步。這種類型的次元間溝通，也極有助於與宇宙間意識之光的連繫。

平衡的極性

傳訊水晶和通靈水晶具有極性。傳訊水晶是男性，陽性，是投射者，也是主張者。通靈水晶則是女性，陰性，是接收者。不過，這些水晶中的每一種水晶就自身而言，具有平衡的兩極。傳訊水晶投射出思想形式，但也有能力接收、容納和儲存資訊。通靈水晶則指導內在覺知和感知真相，但也能通過聲音將它投射出去，使智慧能被清晰地接收到。這些大師水晶中的每一種水晶，在溝通藝術方面都是大師，展現出給與和接收的能力。它們是思想清晰、意識專注以及投射的典範，同時又展現出接受性和感知性。

要找到通靈特性和傳訊能力集於一身的水晶是有可能的。這些特殊的水晶展現出完美的幾何學，有六個三角形和七邊形琢面交互組合形成尖端。這種水晶的比例是七比三比七比三比七比三，通靈水晶背面的三角形標記，也是傳訊水晶中心的同一個三角形。它們的發現者珍安・道（JaneAnn Dow）命名為「道水晶」（the Dow Crystals）。這些非常獨特且罕見的水晶確實是溝通的大師，和它們一起運作時具有極其強大的力量，它們將通靈和傳輸的雙重特性合而為一。

如果你選擇與傳訊水晶、通靈水晶或道水晶的其中一種來運作，這時就要全神貫注，讓水晶放出光束，或為你的一塊「程式化投射水晶」做設定（參見《水晶光能啟蒙》，第113至114頁），並開始注意你所遇到的水晶的獨特幾何結構。也檢查一下你的私人蒐藏，或許你已經有一塊這樣的水晶，正等著你有意識地對準它調頻而被啟動。

10 窗子水晶

可以藉由水晶中心有一面巨大的鑽石形狀的窗子，來辨認窗子水晶。這扇窗子成為第七個琢面，鑽石的四個點與水晶的其他主要角度相交。換句話說，鑽石的頂點與一路直通尖端的直線相連，旁邊的點與形成相對琢面的角度相連，並且通向尖端的底部頂點一路向下到達水晶底部（參見第125頁圖）。

窗子水晶與普通鑽石琢面的水晶的區別，在於窗子是透明的，而且大得足以看見水晶的內部世界。在窗子水晶中，與構成尖端的琢面相比，鑽石琢面大得足以被認作水晶的一個面，形成一個有七琢面而不是六琢面的水晶。這賦予窗子水晶石英家族中，不為其他成員所了解的一個存在次元。

更常見的普通鑽石琢面水晶，並不都是窗子水晶。鑽石琢面水晶上的鑽石更小，而且通常是在側面（不像窗子水晶那樣，在正面的中心），同時很不顯眼，並不會一眼就能看見。鑽石琢面水晶與窗子水晶同屬一個家族，但並不屬於同一次元或具有相同力量。如果你不能斷定一顆水晶是不是窗子水晶，那麼它肯定不是。窗子水晶很明顯，會一眼就能看出來。

在窗子水晶中，鑽石的四邊代表著較高世界和較低世界之間的橋樑，兩個三角形形狀在同一個頂點相交。這可以協助獲得物質實相中更深入的靈性意義這方面的清晰洞見。鑽石形狀象徵著較高世界與較低世界、內在世界與外在世界、精神世界與物質世界之間的平衡與整合。

反映真相的大師

窗子水晶就像通往靈魂國度一扇已開的窗戶，經由它，一個人可以超越虛幻的身分，看見自我的本質。它們會反映靈魂，這樣做時，經常會映照出阻止靈魂之光表達的恐懼與不安的黑暗陰影。這種映照力讓它們成為非常有力的老師，就像上師（Guru）一般，因為它們的映照是如此清晰，就只是反映出你自己的影像。窗子水晶是空無和無自我的，經由它，一個人能細察存有的更深領域。

窗子水晶是一種非常個人化的水晶，使用得愈多，力量就變得愈強。它很容易成為

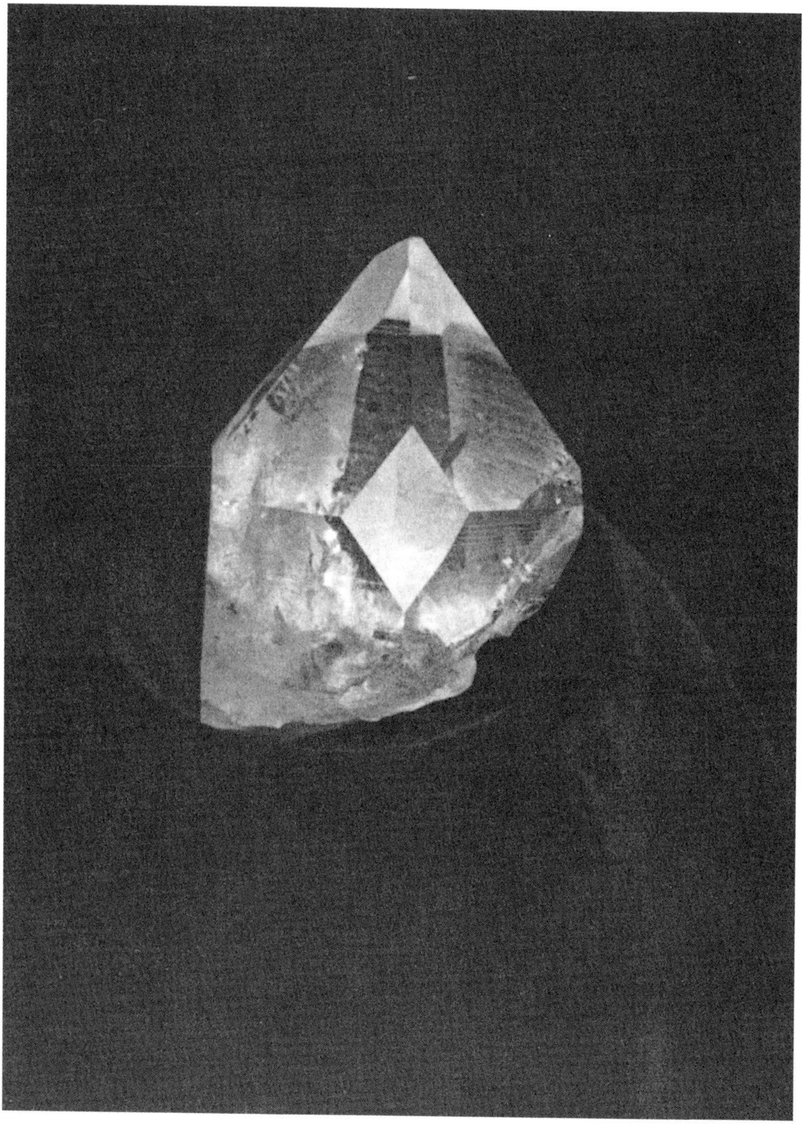

窗子水晶 Window Crystal

個人冥想的夥伴，因為它會使你想要進入內在，變得安靜，並看見你自己。窗子水晶會直接反映出正在有意識和它一起運作的那個人。窗子水晶是如此清澈的能量接收器，所以它會立刻將它接收到的訊息回映到人的意識中。

窗子水晶並不在它內部儲存印象或攜帶紀錄，它只是反映。如果你在窗子水晶中看見什麼你不喜歡的東西，那麼你不能責怪前一個注視過它的人。那就是你，或是一些你需要察看的層面。無論你在何處，當你凝視窗子水晶時，你就只會看見你自己，它會將一個人的光反射回去給他自己，正如它會反映潛意識中的陰影。窗子水晶是誠實的，它並不區分哪些部分要反射回來，就只是單純地將在那裡的東西反射出來而已。正如有許多類型的玻璃，但只有其中一個類型是鏡子，窗子水晶是獨特的，而且在它的領域裡是專業的。

窗子水晶並不多見。在我和水晶一起工作的這些年裡，我只見過為數不多的數枚窗子水晶。然而，如果一個人願意真誠地、非常清晰地察看自己，就可能會吸引到這樣的水晶。為了收納窗子水晶反映出來的部分，一個人一定要願意放下，那些會阻礙你承擔起生活中真實責任的思想、作法、習慣和行為。否則，一個人的生活裡就會出現衝突，因為已經看到靈魂的潛力，但還是無法或沒有意願彰顯它。

如何使用窗子水晶

有兩種主要方法可以使用窗子水晶。第一種方法，靜下心來，然後定睛凝視水晶的窗子，穿透進水晶的內部。這種方法類似與水晶球一起運作（參見《水晶光能啟蒙》，第115至117頁），窗子會將身體能量場中的色彩、印象和感情反映至心智中。一個人以這種方式與窗子水晶一起運作愈久，凝視鑽石琢面時，心智之眼會愈容易感知到細微的印象。鑽石琢面擴展了視野，因為鑽石的根本本質就是閃耀和反映。時常當人們凝視鑽石窗子時，他們看見擴展出無限數量的鑽石，讓他們的意識與一種無限感相連繫。

另一種使用窗子水晶的方法是，閉上眼睛，將鑽石琢面對準眉心。窗子水晶能帶來豐富的視覺影像，當你握住窗子水晶，對準你的第三眼時，它們就會向你展現畫面。透過這種方式，協助你察看你自己的某一特殊面向，或是一種情形或關係中一個特別層面。在使用窗子水晶反映細節之前，首先要清空你的頭腦，然後將意念專注於你選擇要在其中找到更大視野的特殊層面。讓影像在窗子之中呈現，然後再次清空頭腦，注視內在。

是將窗子水晶放在眼前來凝視，還是置於第三眼處，這取決於使用它們的人和個人的情形。如果你選擇與這些水晶一起運作，那就兩種方式都嘗試一下，看哪一種方式最

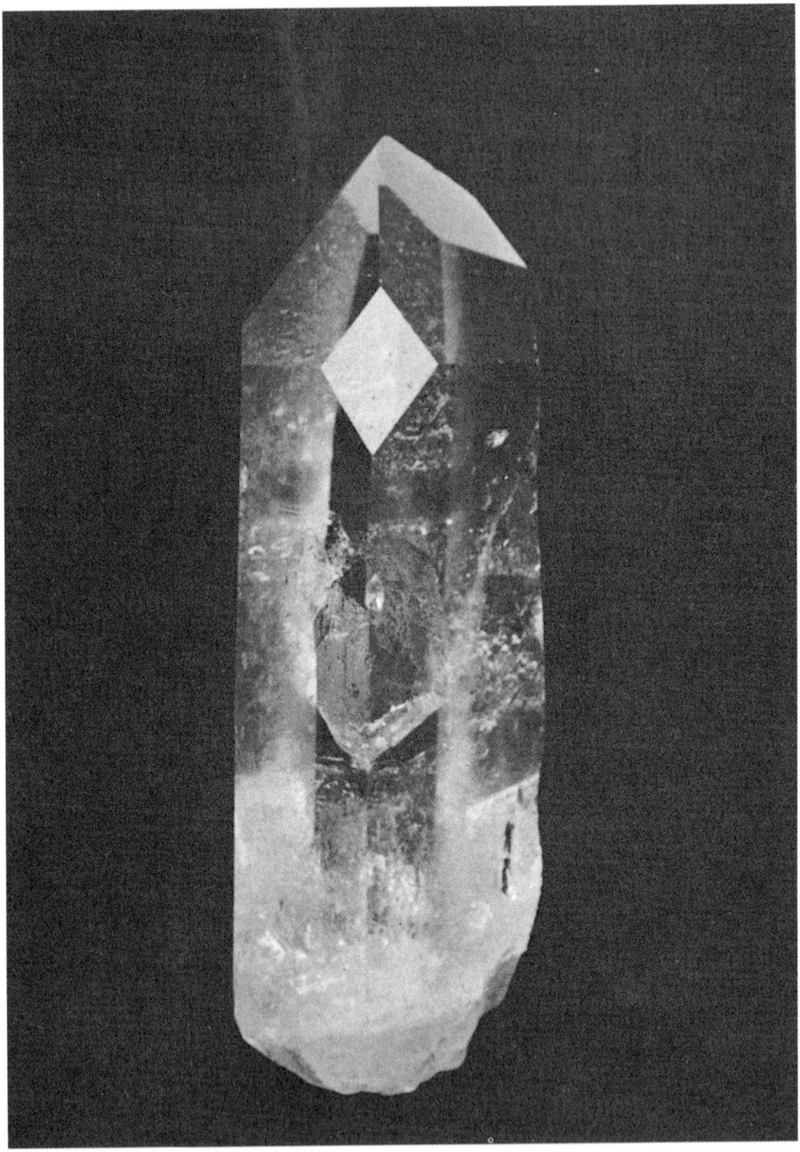

窗子水晶

適合你。

除了用於個人冥想之外，窗子水晶還有幾種用法。將窗子水晶對準一個人，然後將它轉向你的第三眼，這樣可以用來解讀另一個人的人體能量場。以這種方法運用窗子水晶，也有助於定義另一個人的靈魂目的。窗子水晶也能幫助你看見輪迴之間的情形，在那裡，靈魂決定了需要什麼樣的經驗來完成個人的命運。與這種純粹的靈魂能量相連，使一個人能看到過去，也能看到未來，以發現一個人的真正目的。就像一個人透過一扇窗可以看見窗外的景象，當一個人注視一顆窗子水晶時，就有可能看見事物的內在運作，並認識到事件背後的看不見的真相。當以這種方式和其他人一起與這些水晶進行運作時，很重要的一點是，要先清空你的頭腦，專注於你自己，這樣，你就能像窗子水晶一樣，變成一面清晰的反射鏡。

藉由將失蹤者的清晰圖像投射進窗子水晶之內，然後感知反映回來的圖像，這種方法也能有助於找尋失蹤者。因此對於一些靈媒，窗子水晶可以是一種很好的工具，能用來幫助警方找到失蹤兒童或被偷的物品。

當一個人希望看見肉身之外的世界，並想要有意識地準備進入靈性世界時，這些水晶也是面對死亡經歷時非常有力的工具。在這段極其敏感和短暫的時間內與窗子水晶一起運作，就有可能藉由將心智調頻到靈魂層面，並專注於物質層面之外，而減輕身體的紊亂和痛苦。

11 骨幹水晶

伊來夏水晶（Elestial Crystal，譯注：亦稱鱷魚水晶，以其表面狀似鱷魚皮之故）就是一般人知道的骨幹水晶，這些特殊的石英水晶於此時展露於地表，是為了協助支持地球目前正在發生的集體淨化、療癒與重新覺醒。它們擁有極大的力量，尤其是克服人類情緒負擔的力量。

天使送的禮物

骨幹水晶將自己顯現為物質層面的實體的同時，仍然與天使領域的振動頻率保持連結，它們的源起超越了時間，原是來自天界。當天國的原力進入物理性的時空而物質化之際，骨幹水晶蘊含著四大元素（火土風水）出現了。許多骨幹水晶因帶著火元素而使表面看來像被燒灼過，顏色也如煙薰狀。它們是大地之母孕育的物質層面裡最純淨的物體，穿越乙太層而被傳輸到大氣層中，因而也代表了空氣（風）。它們通常遠離其他石英家族而成長，埋在地底或靠近水邊，貌似解石英（solution quartz），同時裡面含有水泡狀結構。

因為攜帶著物質賦形之前狀態的知識，骨幹水晶對那些臨終者有很大的撫慰作用，它可以協助他們釋放離開肉體的恐懼，並與永生的靈魂認同。同時，因為骨幹水晶產自大地之母，它能同化地球上四大元素的生命力，以接受地球的滋養與照顧，尤其對那些不是這個地球土生土長的靈魂，可帶來一種平衡與幸福的感覺。

骨幹水晶的特質

骨幹水晶與其他水晶的結構不同，其表面有自然形成的端線，通常不會有平滑的斷面，這使得光線照射其上時，可以由各個切面反射出難以置信的輻射。和一般石英水晶不同的是，一塊骨幹水晶可能有好幾個尖端，或只有一個尖端，或根本沒有尖端。

骨幹水晶最大的特色，便是表面有許多蝕刻線與層層堆疊。骨幹水晶將原始生命素材帶入骨架的形式，它本身的幾何狀模式結構，陳述了這個宇宙深奧的原則，就好像宇宙字母的符號寫在這些水晶的結構中。當你以寂靜、敞開與和諧的心識，用右手握住骨幹水晶，以左手食指撫觸蝕刻的表面，就可能和知識之源連結，解讀人類心智目前還不懂的宇宙語言。

骨幹水晶傳達的語言是一種至高的知識。這些水晶代表了人類的較高心識，許多骨幹水晶甚至看起來像人腦組織。它層層堆疊的蝕刻面與高度飽和的石英材質，能將人類心識吸入其中，允許人類心識發現宇宙心識，甚而最後與宇宙意識認同。

當你看進骨幹水晶，晶體內其實有一層又一層的內在次元，你只要注視它一陣子，然後閉上眼睛，就能進入自己內在深處，因為水晶內部的母體會對潛意識做登錄，使之成為通往本我深處的門戶或通道。

骨幹水晶能夠穩定腦波頻率，中和變動而混亂的思想形式，從而使頂輪啟動，松果體開始分泌，導引一種覺察力開展的狀況。當心識能穩定在一種中和狀態中，天使領域的頻率便能浸潤滲透下來。

骨幹水晶的天性，便是要將人帶入內在本我的深處，與我們內在最深奧的真理，也就是存在的源頭和根基接觸。在這個過程中，許多舊有的認定必須掃除，或至少讓它平息。骨幹水晶代表了能與高我和諧的心識，而在這和諧的過程中，我們也與宇宙力量之源有所連結。

骨幹水晶的力量便在於它能和真實、明確、安然的心識溝通，這種頻率或許容易、或許不容易被認同，如果一個人習於認為自己是美麗的身體，並與這個形象強烈認同，骨幹水晶可能向他顯示，以較大範疇看來，他的肉身形貌其實只是他真正存在的貧瘠陰影。

這種形貌只是本我的陰影的事實，可能令人難以消化，本我比形式更宏偉的觀念，也可能很難讓人領會，但這個事實會一直留存。

骨幹水晶會引領你至事物的核心，到達真理，來到本我基架的最底層。骨幹水晶出現在一個人的生活中時，通常也是他內在深層本質即將發生的時候。如果你發現你有了一枚骨幹水晶，那麼像朋友一樣地歡迎它，因為它確實是一個朋友，一個會支持你走向自己原來的天使本質源頭的朋友。

啟蒙淨化

當情緒處於緊繃壓力的重負下，一個人很難頭腦清楚地做出理性行為，也很難表達高我的美德。許多情緒習性是在生命早期形成，一直攜帶到成年後的行為與心態中，而且微妙到讓人以為，那只是他對眼前的情況所做的反應。其實，那常常是一個根深柢固的情緒模式，在不同的情況、向不同的人一再重複地演出。這些情緒的束縛可以在骨幹水晶的幫助下解除。骨幹水晶的多重刻面、深邃內在與格狀紋路，都可用來清除心理的

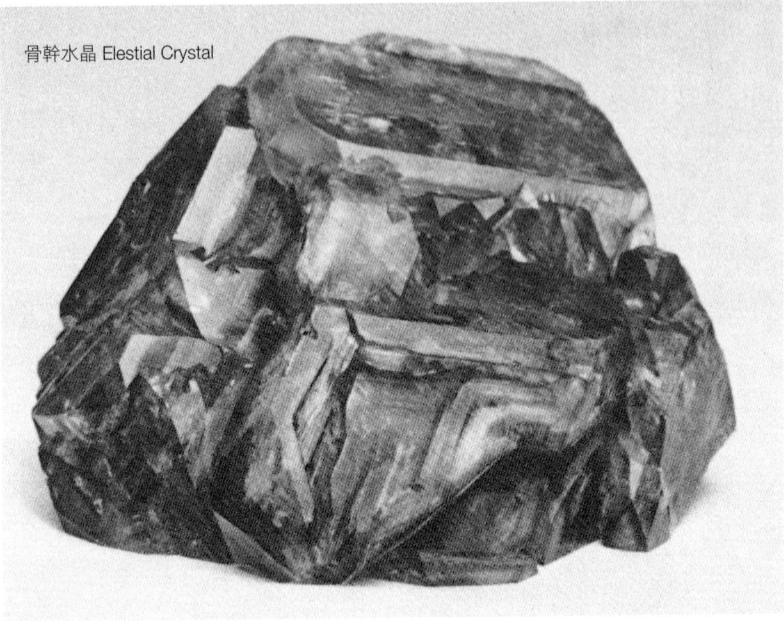

情緒負擔，將能量導向頂輪，獲得宇宙的啟蒙。

運用骨幹水晶時要慎重，保持覺察。它的威力強大，在用它做治療之前，必須對它的效用全面地了解。骨幹水晶的骨架元素，會剝除所有與頂輪頻率不和諧、不同頻的事物，它會中和雜亂的思想與情緒，引領意識與人體最高能量中心連結。當這樣做的時候，它的作用會很像黑曜岩、孔雀石和藍銅礦，將需要清除和處理的帶到表面，讓人明確覺察到是什麼阻礙了他經驗真理。這並不是說骨幹水晶本身專為淨化排除，但如果確實有些清理工作要做，它會幫你淨化到你存在的最深處。

一個常見的狀況是，用骨幹水晶做密集處理後，會有某些你以為早就已經處理過和釋放掉的思想和情緒，由潛意識中浮現出來。另一方面，如果這個人已完全淨化並能專注於中心，那麼骨幹水晶將會打開他的頂輪，開啟他與天界形式的接觸、溝通與整合。

在開始使用骨幹水晶做處理之前，很重要的一件事就是要先問自己：「我願意看到並了解真相嗎？」因為骨幹水晶代表著赤裸裸的真相，它會清除所有外層的人格個性和自我的因素。如果恰當地應用，骨幹水晶可以徹底改變一個人的生活品質。當你運用了這些水晶，自負自大和自我中心的思想將不復存在。骨幹水晶的晶體愈大，反射的光線愈多，它的威力就愈強，有愈多的能量來剷除非真實的事物。如果一個人還未全然準備好要認知真相，那麼骨幹水晶發射出的能量對他可能是一場災難。

當你還沒有準備好，骨幹水晶引發的清理過程可能造成你的創傷，因此要很警惕、覺察地使用它。如果一個人是困惑的或情緒不平衡的，那麼骨幹水晶會增強並擴大這種感受，若你還未能面對即將引發的不可避免的改變，這個過程的效應將會是嚴重而劇烈。要使用骨幹水晶治療的排列，必須得到被治療者的同意，並了解這個治療可能引發的潛在危險，被治療者同意後，才可以將骨幹水晶放在他的胸口、第三眼部位或是頭頂，來幫他清理心輪，將能量聚集於頂輪。

如果在上述水晶礦石排列中，在心輪處加放綠色電氣石，在第三眼處加放藍色電氣石，其效果將更有利。因為當清理發生而啟蒙開始時，電氣石可以協助你同化這股進入身體的較高力量，並強化神經系統，讓這個肉身載具能將增強湧入的靈力吸納而後展現。

平衡腦與心

當手握骨幹水晶做冥想，或將它放置在身上，你會先認知到什麼要清除掉，然後心智會被引至理性狀態。達到理性平衡後，那些令心智陷於感官世界束縛的幻象就會被看穿，導致困惑混淆的薄紗也被揭開。當骨幹水晶清理出理性的通路，並將能量集中於頭部中央的松果體，便可達到這種心智的專注和凝定狀態。就好像所有與你無關的思想與感覺都被帶到頭頂端明確的焦點中，在經驗這種心智與情緒的平和時，才可能看出這些思想和情緒如何慣性地造成一個人生活上的不平衡。當你以這種抽離的觀點去觀看時，將能獲得個人的力量，也能重新設定意識的程式（參見第六章，有意識的重新設定）。

步出情緒之外，客觀地看待它時，很明顯可以看出，造成困擾的是我們對自己真實感覺的批判，而不是感覺本身有什麼問題。感覺只是我們的心對生活的一種反應，情緒會升起，是因我們在經驗到感覺時，卻不讓自己的真實感覺流動。如果真實地表達感覺，那麼我們會感受它、表現它，並在它出現的當下釋放它，不論那感覺是憤怒、喜悅還是悲傷。情緒之所以產生，是因我們譴責這種感覺，或擔心若表現出來人家會怎麼想，而去批判、壓抑與滯留這種對生命的自然反應之故。當感覺牽動著混亂與騷動，就形成了情緒。

由於骨幹水晶源自未被人類情緒影響的領域，它可以是很好的老師，幫助我們了解感覺的真實本質，並穩定我們對感覺的自然表達。因此，對於那些壓抑自己真正想法感受的人，或情緒上過於敏感的人，骨幹水晶都能有很大的助益。

當我們學會在感受的當下去表達它，也在當下釋放它的壓力，便能保持心的敞開與頭腦的清明。當理性觀點與情緒感受能平衡，心和頭腦就會成為好朋友，靈魂的天使品質就能同時透過兩者表達出來。

運用骨幹水晶的能量

骨幹水晶是罕見能應用於多重服務目的的水晶，它的深邃內涵能將你帶入內在，像剝洋蔥般層層清除障礙你開悟的事物，然後中和心智，帶來清晰理性的透視，進而邀你進入自身存在的光明核心而開啟頂輪。

骨幹水晶的威力強大，根據每個人覺知的情況而有不同的作用。如果你需要清理，它會剝除自我的特性，將你帶入清晰的焦點以看到自己人格的缺失。如果你已經淨化好了並且專注集中，它會為你開啟頂輪。因此，擁有骨幹水晶的人必須負責在使用它做治療前，完全了解它的威力和潛能。建議在用骨幹水晶治療他人之前，先用在自己身上，在你和它建立連結之後，再依照以下的指導原則協助他人療癒：

1. 調和自己、骨幹水晶與被治療者三者的頻率，感知一下，是否適合用骨幹水晶做此療程。
2. 詢問被治療者，是否願意對骨幹水晶帶出來的任何事物，有意識地去看、去處理並負起責任。
3. 詢問被治療者，是否同意你將骨幹水晶的力量運用在他身上，如果未得到他的同意，就不要使用。
4. 應用第一部中提供的資訊，清理任何浮現出來的東西。
5. 確實協助被治療者，擬出恰當的維護療程，以處理及整合骨幹水晶所引發的效應。

當這個人已完全準備好做靈性的淨化時，可以運用下列的進階骨幹水晶排列法：在

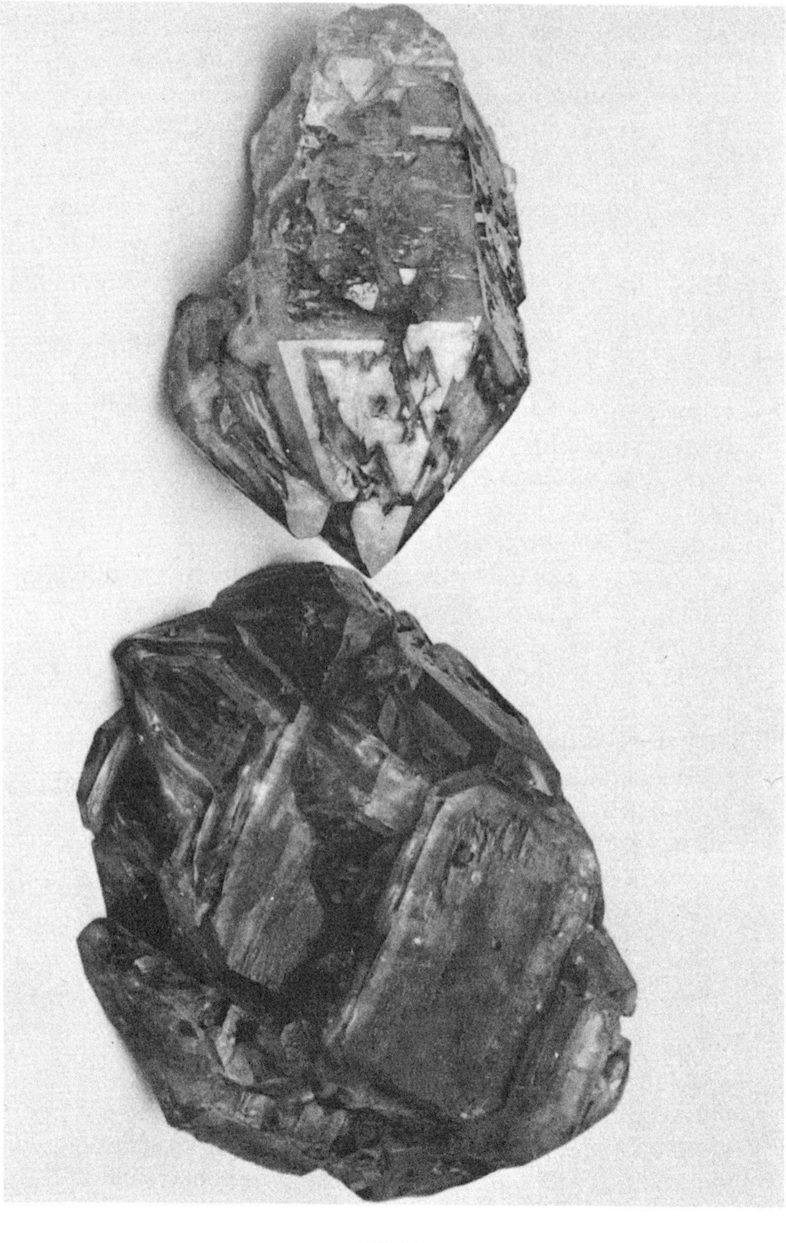

骨幹水晶

頭頂放一塊骨幹水晶，第三眼放一塊，心輪放一塊。在心輪的骨幹水晶四周放置四個綠色電氣石，第三眼的骨幹水晶四周放置四個藍色電氣石，太陽神經叢放孔雀石，再於第三眼骨幹水晶上方放一顆藍銅礦，最後在兩腳腳背各放一大塊黑色電氣石（關於這些礦石的特殊效果，請看《水晶光能啟蒙》）。

讓被治療者做深而長的呼吸，集中注意力在身體中脈上，有意識地浸潤在這些礦石的能量中，時間不超過十五分鐘。只有在被治療者完全知道此礦石的威力，並準備好願意去處理其效應時，才使用這個排列。直至此人完全學會並整合這次治療所引發的課題之後，再用第二次。

當心智清明敞開，在第三眼處除了骨幹水晶，還可加放矽寶石，以啟動強力的洞察經驗，這兩者動態能量的結合，可以創造出對永恆的剎那瞥見，看穿微不足道的恐懼和問題，讓人明見他在萬物整體架構中所占的獨特部分。

目前已經證明，骨幹水晶在治療癲癇和精神分裂方面很有價值，也是對嗑藥導致的衰竭有所助益的水晶之一。迷幻藥物裡的化學成分，會令我們的松果體和腦下垂體大量分泌，使得腦部產生不尋常的化學反應，以創出另類擴展的覺知狀態。但我們的身體通常不足以承擔這類荷爾蒙分泌和化學反應，結果造成神經系統虛弱，腦細胞摧毀，松果體及腦下垂體功能減低。

骨幹水晶有助於濫用藥物所造成的壞死腦部組織重生，也讓腦部的較高腺體恢復平衡（我個人正在研究這個領域）。持續使用骨幹水晶（以及綠色電氣石），可以讓因過度刺激而衰耗的腦部區域和神經組織，有再度重生與回春的可能。在此情況下，可以在頭骨基部和第三眼處各放一塊骨幹水晶，再用一支綠色電氣石權杖導入頭蓋骨的穴點。如果在雙腳或鼠蹊處穴點再加放黑色電氣石，幫助骨幹水晶的能量進入身體，效果會更好。

骨幹水晶也可以用來讓兩個人體驗靈魂上的連結。兩人面對面盤腿而坐，脊柱挺直，一人左手手掌向上，放一塊骨幹水晶，另一人左手向下覆蓋於骨幹水晶上，然後兩人閉上眼睛，敞開心識，他們不只會看到過去世或未來世中兩人共處的影像，還會體驗到兩人自遠古以來就有的深刻關連。

骨幹水晶是地球偉大的老師與服事者，它是心識，是靈魂，是強而有力的光之資源。如果適當地使用，將可開啟天界，把天使的特質整合到人類的存在中。

12 雷射權杖

雷射權杖再度出生

雷射權杖是外表不起眼卻極具動能威力的水晶。自遠古的列木里亞文明（Lemuria）時代在療癒神殿中使用這種水晶之後，就一直被安全地保護在地層中。當列木里亞文明毀滅的前夕，這個種族的長老令這些水晶進入休眠狀態，直至我們這個時代的不久之前，才被重新喚醒。

雷射權杖原被藏在地下神殿的神聖密室，現在已被移置，多半移到南美洲的礦脈中。地球內部的守護靈一直保存並守護這些水晶，直到最近才釋出到地表，讓它再度被使用於進階治療。這些水晶內含藏著投射雷射光的祕密，我們這支人類種族，直到現在才準備好有意識地使用這份潛能。若使用不當，這種威力龐大的水晶會造成很大的傷害與負面結果，若正確使用，它會成為極有效的治療工具和有益的老師。

雷射權杖不只攜帶了古代根源文明的知識，也含藏著它所來自源頭的星系空間的知識。這些水晶與外太空和地球內在深處都有深邃而親密的關係，當它和地表的人類共事時，可以建立天地兩界的橋樑。雷射權杖常呈薄板狀出現，代表著將不同的次元、兩極或不同頻率之間，做整合、平衡與連結。當你在冥想時使用它，有可能讓你和自己的本我之間跨越鴻溝相通，也可能讓你和水晶國度建立更精微的溝通。

辨認雷射權杖

雷射權杖外表看來很古樸，不見得有吸引力，有些甚至可說毫不起眼，這是它偽裝的一部分。一般人會認為水晶都很美麗，但雷射權杖與一般人對水晶的印象有點差距，你必須以能量的角度來看它，如果你想找個外表完美的水晶，就不會被它所吸引，若你能知道外表不代表一切，並開啟了第三眼，你就會看到這些水晶有如淨光之塔。

雷射權杖常是又扁又長，末端是小小的平面。就像手指一樣，末端平面就像指

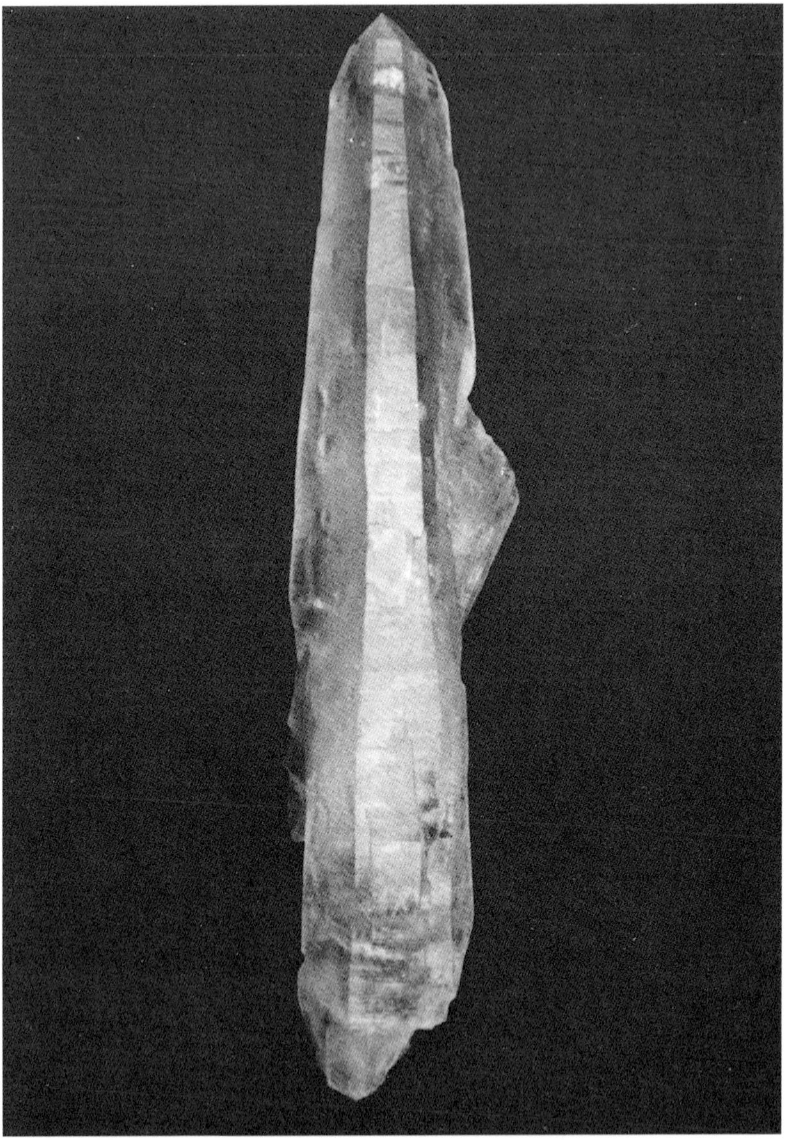

雷射權杖 Laser Wand

甲，晶體長而窄，但底部變得較為肥大。這種尖端細小的圓錐形特色，使得能量可以被引導與射出。

雷射權杖的晶體常有特別的蝕刻和標記，是別種水晶所沒有的。寫在它內部的很像是象形文字，讓人不禁想要去解讀這些符碼。這些曾被列木里亞神廟用來做治療的水晶，會將它所經歷的人類的限制，以及如何去治療的知識記錄下來，因此，它治療過的人愈多，威力就愈大，含藏的知識愈多，晶體內也就有更多的標記。藉著靜心冥想並與蝕刻的雷射水晶調準頻率，你可以接收到列木里亞時代所使用的先進療法的教導。

就如先前所說，雷射權杖看來很像紋絹水晶（tabby），只是它的稜角不是直線形，它的最大特徵就是晶體稜線是破損彎曲的。晶體平面處通常只形成較小的稜角，然後逐漸擴大到底部，因而造成獨特的曲線形，卻仍然保有不中斷的能量頻率。這也象徵著不完美的外形只是幻象——這是這些水晶要教導的主要啟示之一，它的外形看來不完美，但是它的本質、能量與傳導發射卻是純粹的。

雷射權杖的稜角中途彎折，直到末端平面才打直，這樣可以讓能量非常迅速地流經晶體，就像山間溪水急速湍沖過鋸齒狀缺口，然後當能量被導至小小的尖端，就會像一道雷射光般射出。這種能量運動的雙重力能，使得雷射權杖能達到別的水晶不能做到的效果。

在這些水晶被運送到地表之前，它的稜角原是直線的，但是在降低頻率以顯現於物質層面時，物質世界的密濁振頻改變了它，以便讓它能與地球的兩極磁場做磁力的對齊排列。在過程中，流經水晶的光非常密集強烈，以致晶體稜角的形狀有所折曲。也因此，高頻光能能夠藉由它傳送，既保有原有品質，又能調適於似乎不完美的物質世界的法則。

運用雷射權杖

這種水晶權杖發射出的強烈密集雷射光，可以用來創造環繞人物或場所的能力場或防護罩。只要用右手拿著雷射權杖水晶，用晶體發射直線進行的能量，就能劃定出一個無法穿透的力場。要達成這個目的，你只要在人物的四周畫個直角的正方形或長方形即可。

換句話說，如果你要在離家時或不開車時，為你的屋子或座車建個保護力場，就只要手握雷射權杖，尖端朝外地導引光束繞行屋子或車子一圈即可。若你想讓任何大人、小孩或被治療者得到保護光束，也只要繞著他走一圈，畫出正方形或長方形，就能護住他的氣場不受負面影響。請注意，不要直接用水晶對著人畫，因為它會切穿人的氣場，正確作法是，畫線時水晶尖端向外，遠離人身。也就是你要站在那個人的氣場範圍內，背對著他，水晶尖端朝外指，以導引能量到周圍環境建構力場。

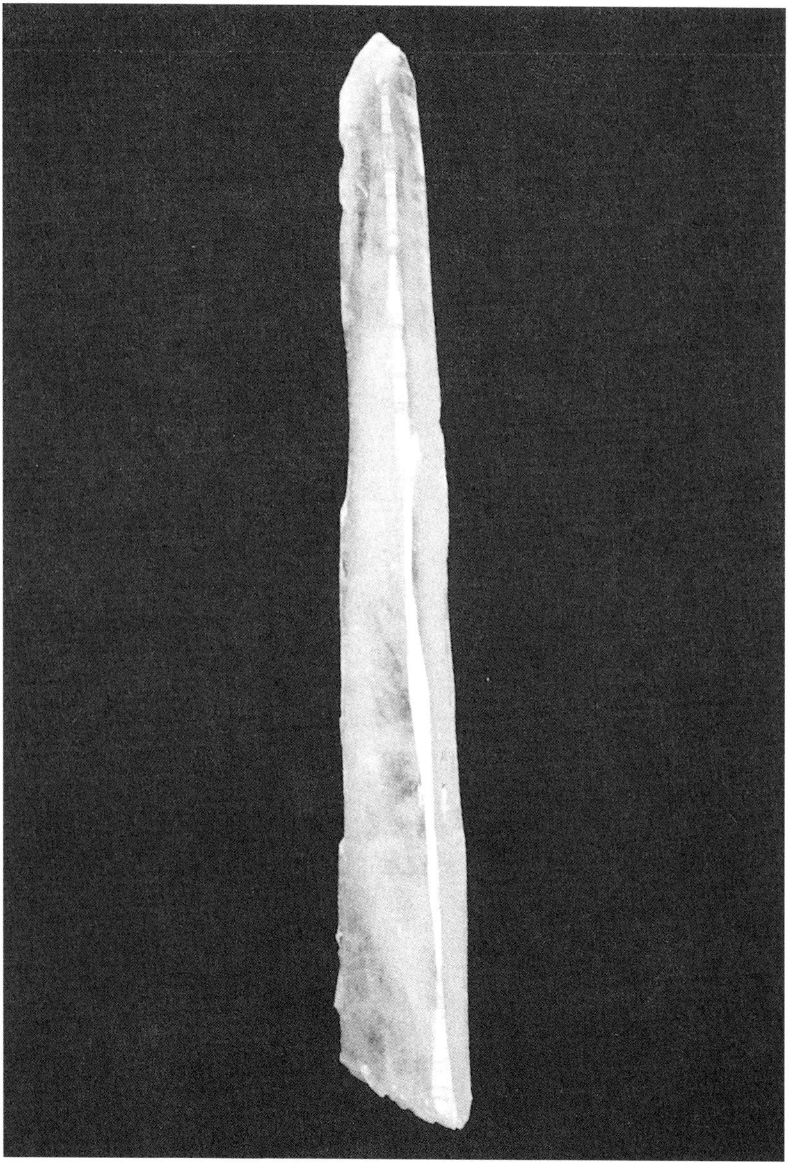

雷射權杖

雷射權杖還有一個特別的用途在於隱身術。這種水晶導引的能量束，若與人類意識所投射出的光混融，可以造成令人目盲的亮光。經由專門的使用及進階的訓練，這類水晶能在人身四周形成一股力場，就像一圈的界線，將你的身體氣場和外在世界隔離開來。隱身術的要訣在於移開吸引力，並不是你真的消失，你只是投射出強光環繞著你，讓別人看不見，造成你消失的幻象。藉著加強力場，直至它與既有光線的頻率相融合，你便能與周圍環境合一，別人即不會注意到你，也看不到你了。

精微光體的手術工具

在進階水晶治療中，雷射權杖可用來施行高度訓練的技巧——心靈與情緒上的開心手術（open heart surgery）。要動這種精微光體的手術，必須在被治療者完全覺知其過程，也已經檢視、處理過那些雷射權杖即將切除的心態、感覺或執著。除非他已真的準備好，願意放掉那些舊有的思想模式、概念和緊束的情緒牽扯，並與一個較正面的自我形象認同，否則舊有模式會再度重現，讓他進一步地學習這課題。這類水晶手術治療，只有被治療者真的準備好放下塵世的泥沼，與更精細的本我連結時，才能真正有效地完成。通常動完雷射權杖手術，還需要幾次後續療程，以及一個保持效果的精細維護計畫。

由水晶發射出的雷射能量束，與菲律賓的靈力治療者用手指發出的，可以分離肉體的細胞分子以進入病人體內那種能量束類似。當治療師有意識地發出自己的光透過雷射權杖而造成密集的雷射光，它的潛能足以切穿鋼條，只不過它現在要切除的是，對這個人的靈魂目的已無建設意義的舊有想法、信念與感覺。

這種水晶治療最常做的手術部位，是胸部和太陽神經叢區域，亦即情緒的雜草令心窒息之處；或是在第三眼，或頸根（後腦枕骨處），那些儲存舊有程式與理性模式的地方。

在用雷射權杖施行精微光體手術前，先將一個孔雀石放在太陽神經叢，藍銅礦放在第三眼處，它們可以促使理性和情緒的模式，以及造成這種模式的記憶浮現，然後依照第一部所說的步驟，由靈魂層面去處理，去了解這些經驗的原因與目的，認知它引發的演變、它內含的教訓，之後才以雷射權杖從精微光體切除這個模式。

雷射權杖在你手中成為手術刀，使用它是很重大的責任，在使用前和使用中都要接受指導，而且要有預先的訓練。雷射權杖就如黑曜岩，在尚未取得被治療者的允許，以及未讓他們了解整個過程與效果之前，不要使用它。

握住水晶手術刀的方式為拇指、中指於兩側拈住，食指置於頂端，無名指、小指可於底側支持，或只是翹起不碰水晶。食指與發射智慧的木星是連結的，在將內在智慧透過雷射權杖發送時，讓水晶引導你的手切除執著的索帶，是這些索帶將靈魂綁縛在塵世的痛苦中。用水晶做切除時，一樣是直角運作，在你工作的當事人身體部位畫個正方形或長方形，在你切開能量場並由其中拉出靈光雜質時，很重要的是，被治療者要做個深呼吸，並將意識集中於把療癒光帶進那個區域。他的有意願參與，將有助於完整移除舊有頻率，也有助於光體手術後的療癒過程。

做完水晶雷射手術後，可以將粉晶與綠東菱石放在心輪，並將矽寶石和紫水晶放在頭部，這些礦石可以將治療能量加速引入受處理區域，以免引發創傷和分裂感。在這類手術後，給與額外的治療能量很重要。就好像這個人真的在身上動了一次手術，而綠東菱石、粉晶、紫水晶、矽寶石，則協助將那些切開的區域縫合回去。在術後復元期間，被治療者應將這些水晶當作自己維護療程計畫中的必備之物。

雷射權杖也可以用來切除情緒體的妒忌、不安全、憤怒、悲傷或歉疚、罪惡感的情緒索帶，以幫助療癒人際關係，也可用來破除對人或事物的執著。要這樣做時，先辨認這個執著是由哪個脈輪發出的，然後以雷射權杖在那個區域上方畫三條直線（每一條在另一條上方），同時要被治療者深呼吸，集中注意在吐氣時釋放、捨下。當執著的索帶切除後，一個基於愛自己與個人安全感的認同必須重新建立，這是使用這種水晶做治療的基本責任。對於重建愛與安全感的認同，效果最好的是心輪三石——粉晶、紫鋰輝石、粉紅電氣石以及綠東菱石。

在這類能量手術後，被治療者要落實、根植大地，然後再去開車或進入外在繁忙的世界。通常在接受水晶雷射治療之後，當事人會特別敏感或脆弱，最好當天能休假，好讓自己經歷復元與整合的過程，在這段期間，他需要特別照顧自己，以確保自己的完全療癒與舒適。

用雷射權杖做治療時，比其他水晶更需要尊重、調頻與指導，而且治療師要負很重大的責任。當我們向這個特殊的工具學習時，將可能預防諸多疾病，只要事先將它們在心智體、情緒體上的對應部分移除，就可以避免顯化於肉體了。

13 地球守護者

地球守護者是巨大到令人敬畏的水晶體，直到一九八六年才出現於地表。這些莊嚴的光之樣本，是被一些有意識的礦工接生運送到地球表面，其平均高度約五至七呎，重達七千至八千五百磅（一磅約等於0.45公斤）。這些巨型水晶原先埋在地下三十呎至五十呎處，即使在大熱天，仍然觸手冰涼。我有幸在這類水晶運至美國時親眼目睹，也很希望能多花點時間和它們共處。這些只是埋藏至今的地球守護者當中很小的一部分，據傳還有更多會出現。

地球守護者就像巨大的紅木杉，它的光場會攫住你的注意力，它巨大的形體會令你心神動盪。它經歷過許多地球歲月的滄海桑田，儲存了無數的生命經驗，具體而堅實地陳述著生命、成長、演化與完美，令人無法忽視。其存在令人肅然起敬，而它的目的就是帶領我們超越自己。

守護者水晶的歷史傳說

關於地球守護者水晶，有一個非常特別的有關希望與感悟的故事。請放輕鬆，讓我來分享這個故事。

很久很久以前，當世界還在嬰兒期、宇宙還很年輕時，有一群先進的生命體造訪地球，他們的源起來自近銀河中心處，因中央大日（great central sun）發散的豐足光源而繁茂。由於接近純粹能量的源頭，有充分的光可以使用，他們以極快的速度演化，為了探索知識與冒險而向其他星系進發。當他們注視還在蒙昧原始狀態的地球，看到那蔚藍的海水、綠意盎然的濃密森林、豐饒的大地，便稱呼它「泰拉」（Terra），意思是「承受生命者」（the one who bears life）。

他們觀察到自然的物理法則統理著「泰拉」，並認知它已可以孕育生命。這些生命體（我們可以稱為長老們）便與這個行星上的元素力量一起密切運作，以使這星球能夠產生出有意識的生命形式。他們運用這個星球的自然元素二氧化矽，將他們的光能射入其中，創造出巨大的石英水晶，也就是我們所知的地球守護者（Earthkeeper）。以這種地球守護者水晶為先行者，他們設置了地球的電磁力場，以為他們投生於這個物質層次

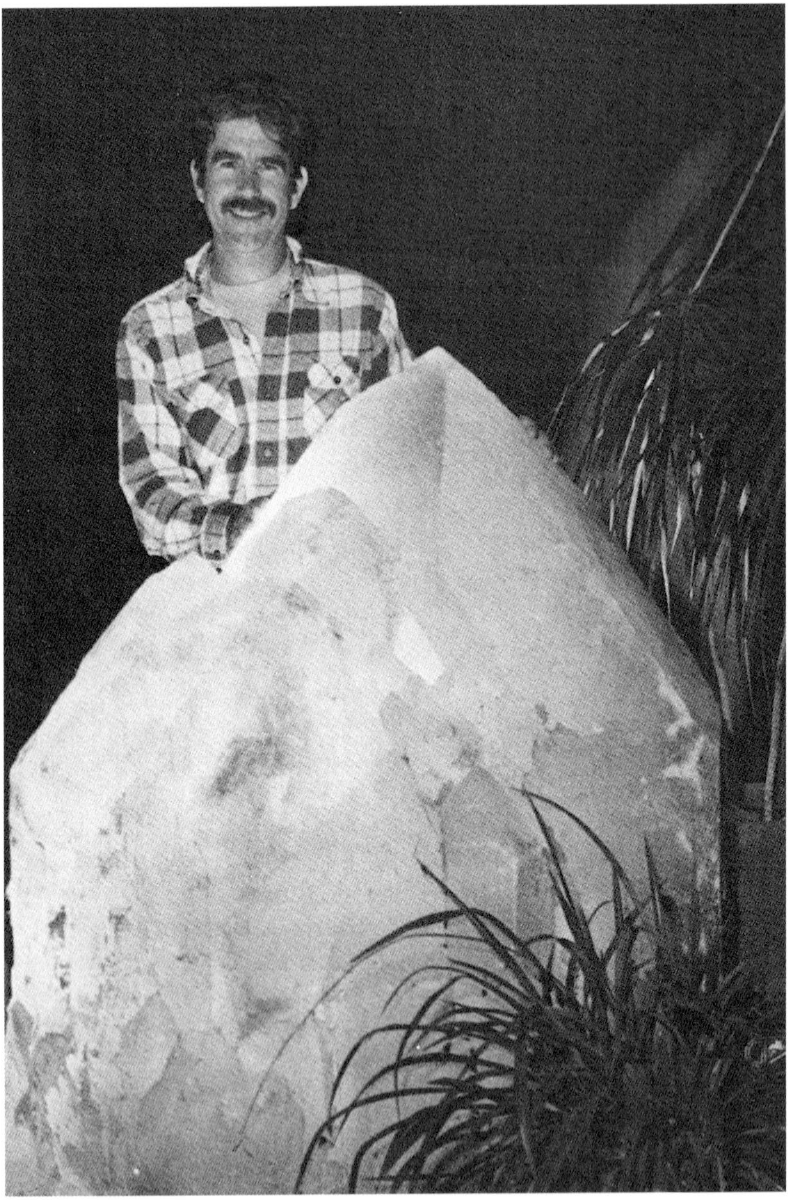

地球守護者水晶 Earthkeeper

做準備。等到自然元素齊備，地球守護者水晶將這個行星與更高的宇宙力量連結，這些長老們便投生為人類，經驗這個感官的世界。許多長老降生來到，並締造了姆（Mu）、列木里亞和亞特蘭提斯等根源文明，他們便是所有神話、傳說、宗教中所提及的上古神人，他們立足於時間的邊緣，也是宇宙演化的主要建立者。

在當時，行星上另外有尼安德塔人（Neanderthal man）也在演化，那是由「泰拉」的子宮中產生出的一種動物生命形式。一支動物品種和一個高度演化的生命種族同時存在於大地上，為「泰拉」標記了一個新的宇宙週期，而這個週期有潛力將這行星帶往它至高的天命定數。

這個進化的文明在每日修持中使用地球守護者水晶，沐浴在它們散發的光頻中，這些水晶可以幫助他們維持意識頻率與源頭家園的較高頻率調準，所有來到靈光場域中的人都會充滿這種力量。水晶成為威力強大的工具，宇宙力量可以透過它們傳送下來，賦予食物、飲水、珠寶，和日後可穿的聖袍。有些案例中，這些水晶會被用於裁決，十二個人環繞水晶圍成一圈，手掌對手掌，如果十二人中有八個人收到相同的答案，那麼這個答案就會被認為是真實的。

一個神聖計畫是要讓地球的原始物種進化，於是他們決定，這些長老靈魂中有一些要加入這個靈長類的演化循環，以便最終能提升這些靈長類的意識，直到他們也能和締造這宇宙的光能調準頻率。那些選擇留下來，一再投生於這個物質世界的長老，做了很大的犧牲，但他們知道，有一天他們會再度崛起，並且帶領著這些兄弟姊妹們一起晉升。而在整個過程中，遺忘的帷幕罩下，有關他們是誰以及為何來此的記憶會被隱藏起來，這樣他們才能真的融入地球上的居民。

當歲月流逝，他們變得非常習於地球生活，有許多人被五種感官的欲樂所繫縛，並開始利用水晶產生出的宇宙力量來滿足個人私欲。他們將力量用於滿足自身的貪婪與目的，最後終於導致根源文明的覆滅。

有鑑於濫用力量的危險，當時許多人選擇離開「泰拉」，並繼續其星際演化撒種的工作。另一些留下來的人，則和地球原有物種交配，以基因混合的方式造成地球原有居民演化上的一大躍進。於是，新的人類紀元開始了，由於星系和地球原有種族的融合，創造出新的生命品種，開始一個新的演化週期，而這個週期需時無數世代方能完成。我們現在正在這最後的門檻上，身為一個改良過的生命種族，有資格宣稱自己的源頭先祖是來自星際，我們是星際先民的後代。

當大批先民自地球上移出時，地球守護者水晶被深深埋入地底，它們的作用就如字面所述，是「守護地球」，並監察進化的過程，記錄靈性進入物質的沉淪與復興的經驗。當命運定數彰顯時，這些巨大的水晶再度出現在地面，成為啟動對神聖計畫的記憶最重要的裝置，它會揭開遺忘的罩紗，將當初選擇留下的人和繼續星際旅行者的意識，重新合而為一。當那些攜帶古代知識者重新啟動地球守護者水晶，它們將會具體顯現長老的意識，讓地球上的新種族和它星系的族人建立意識上的溝通。一旦啟動後，地球守護者水晶也能將地球上生命演化的知識傳送給長老們，以作為發展其他世界的意識之用。

在許多方面，地球守護者都是象徵性的巨型石碑，它們於遠古以前來到，並與地球上的動物居民共舞（混種交配），之後沉寂了千萬年，等到人類準備好，演化進程到達向外觸及星際之時，這些巨碑才再度出現，指引人類的注意力，將心智集中於意識的領域，而只靠人類自身的力量，是無法達到這麼高的意識界域的。

地球守護者出現了，它們有如偉大的賢哲，不但攜帶著整個地球歷史的知識，也含藏著它的本質所來自的光明星際的生命知識。它們是大規模威力與智能的顯化，內中含有的智慧，可以教人如何在時間、空間與物質層面下存活，並由其中收獲真理與愛。

啟動守護者的力量

地球守護者埋藏在地下時，處於未啟動狀態，外表有厚厚一層乳白凍霜，裡面則是清澈如水，就好像歲月的塵土風霜需要被抹除一般。當這些水晶被啟動，將可再度把較高宇宙頻率傳導至地球，讓意識可以調頻至與宇宙力量連結的狀態。

在啟動這些水晶時，我們可以學到如何以肉體身處於物質世界，同時又不受其束縛的祕密。當地球守護者被全然啟動時，它的存在會創造出更大的覺知與擴展的思想狀態，因此若在治療中心、社區或團體集會時使用這種水晶，讓許多人同時處在它的能量籠罩下，將是最有益的。

地球守護者的啟動，有賴於與人類思想形式融合。當二十一個心意相通的人聚在水晶旁圍成一圈，手牽著手，合為一心的狀態時，水晶就會被喚醒，和宇宙溝通的通道將重新打開。這些圍在地球守護者水晶旁的人，將他們的振動頻率統合，變得如同水晶中的分子一般與宇宙能量同步共振。這種願意放下個人的自我意識，有意識地融入一個更大的整體，正是啟動地球守護者所需的要素，若非如此，我們將無法讓集體意識和宇宙的知識、資訊與能量連線。

喚醒群體意識

團體一起做冥想練習時，若有地球守護者水晶在側，將可協助每個個體擴展他的自我感，將共修的其他人也包含在內。當心識統一合為一心，靈性也同步共振時，這個團體所能創造的正面改變的力量，將會放大一千倍。地球守護者能教導我們如何轉換單軌焦點，當我們學會不只看到眼前而看到更大的事物體系，便能認知到多重潛能是可以被創造出來的。當環繞著地球守護者的每個人都以同樣的頻率振動時，它會教導我們如何成為「看顧守護地球的人」，因而導致這個星球驚人的提升。當個人學會以此方式融入群體，那麼整個人類種族的統合融為一體，就只是一步之遙而已。

地球守護者水晶所教導的非個人性（impersonality），並不是對人漠不關心，毋寧更是一種承諾與獻身，以致願意放下個人自我的利益，而把時間、空間、能量都奉獻出來，聚焦於合一。

這些水晶喚起正面行動，創造和諧，它們在此是為了讓我們和自己所來自的源頭合一，教導我們如何同天界與地球保持連繫。水晶內保有如何被傳送到此的記憶，因而有潛力教導我們時光旅行的技術。它可以教我們，如何在維持肉身存在的同時，也在更高次元的實相遨遊，而將對肉身的強力認同釋放。

人類種族已經準備好，要再度在這演化之旅中跨出一大步，協助地球實體「泰拉」與銀河中心中央大日發散出的宇宙光連結。當此發生時，人類意識將全面重新喚醒，到達現今仍無法理解的實相狀態。地球守護者是這個喚醒計畫當中的一部分，它會啟動我們沉睡的潛能，刺激大腦中蟄伏的區域，以擁抱我們的終極命運。「泰拉」已經長大了，它要跨過門檻進入成熟期，變成這浩瀚宇宙的一份子，而它本來就是其中不可或缺的一員。

PART 3 礦石彰顯光的祕密

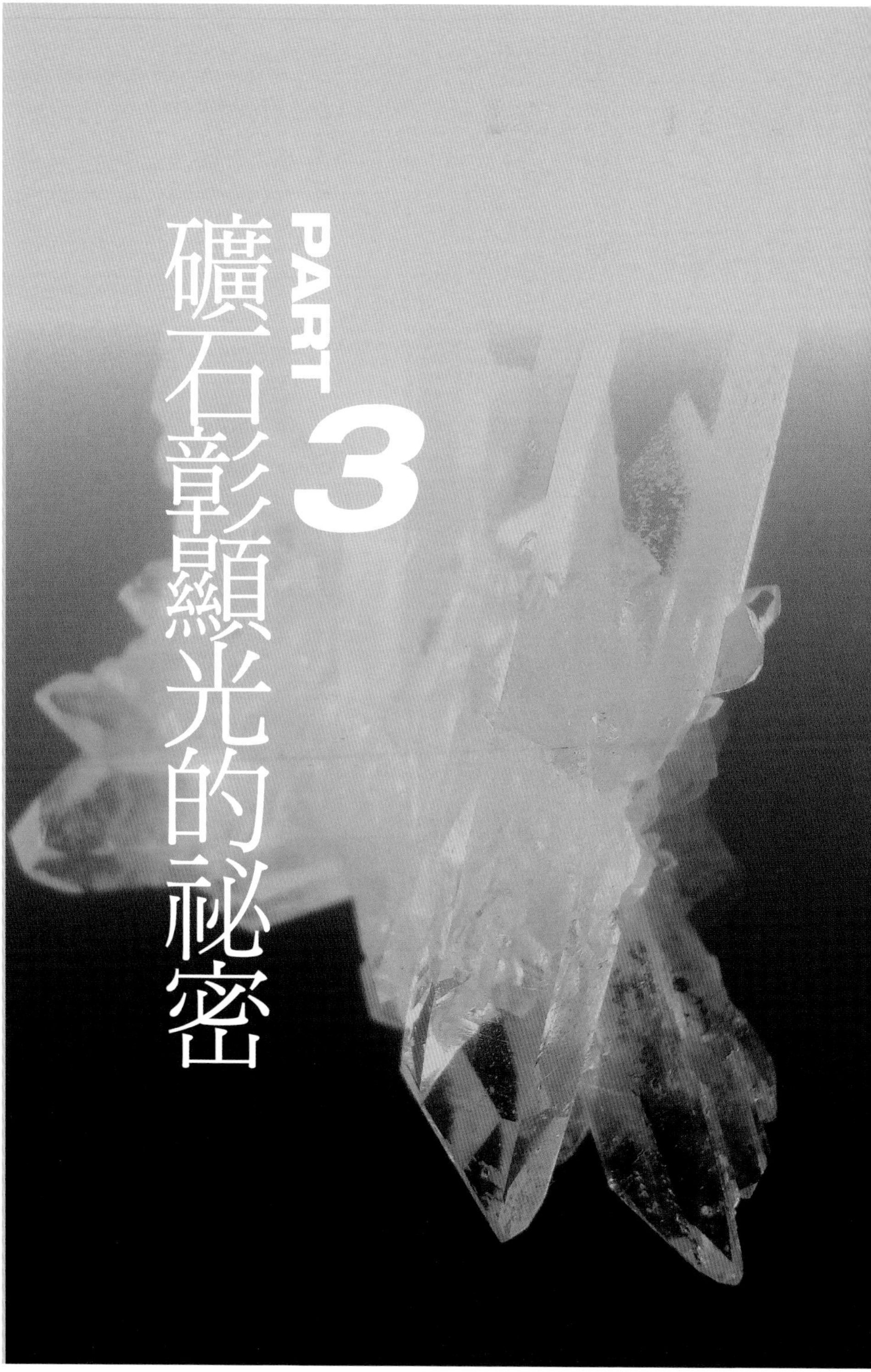

14

次元間的溝通藝術

以下各章是關於自從第一本書《水晶光能啟蒙》付梓以來我對礦石的鑒賞，以及其他趣聞軼事、思考和個人見解。

更新進化觀念

在我們接受社會教育的過程中，已被洗腦成按照一種進化的譜系來看待生命。在這種心智程式化的分類中，將礦物世界視作生命的最低形式，然後是植物，接著是動物，而在最頂端則是我們，強大無比的人類！好吧，我想這取決於你如何定義「最高級或最進化」。如果我們改變思考模式，說：「能夠與神聖之流極其和諧、一致地生活，並反映出最純粹的光的生命是最為進化的。」那麼，人類常常會從王座上跌落。

對植物王國的研究證明，植物擁有感覺，並且確實會對愛和良善的頻率做出回應。海豚就以擁有比人類更為高級的腦結構而著稱，而且動物的直覺傾向，時常比人類的理智知識更優越。水晶所反映出的光芒，常使在情緒和心理上緊張的人，帶有陰影的能量場相形見絀。

如果我們能讓心智對這一事實開放：所有形式的生命都由相同的精神所組成，以及實際上沒有一種生命勝過或遜於另一種生命，那麼我們對於生命的熱愛和感激就會擴展，並可以包容我們與它的一體性。

當我們接受所有生命都是我們自己的一部分時，一個巨大的知識世界就會向我們打開。想像拿著一朵玫瑰坐下，感受那份純粹的美麗，或與海豚一起游泳，分享牠們自亞特蘭提斯時代以來一直擁有的知識。想像你將一顆透明水晶的尖端置於你的眉心，並從它那裡了解彰顯光的祕密。

當我們更新進化的觀念，將地球上所有生命都視作一體，並在精神上是平等的時候，在我們的星球上，次元間溝通的藝術就會是有可能的。也只有到了那時，與外星球生命、天上的非肉身存有，以及多次元存在體的真正次元間溝通才會變得可能。我們都擁有相同的生命力，都平等地在王座上占有一席之地。

資料庫水晶的外表

在與資料庫水晶（Record Keeper Crystal）一起緊密運作時（參見《水晶光能啟蒙》，第105頁），我個人目睹過所發生的令人驚異的現象。有時，彷彿紀錄並沒有出現在水晶上，直到那個注定要得到它的人出現，啟動三角形紀錄的標記才會顯現。有幾次，我目睹了這樣的情形。當我拿到一批新進貨的水晶時，我非常小心地察看它們，並且尋找有沒有幻影水晶（Phantom）、彩虹水晶（rainbow）、特殊幾何形狀的水晶，以及資料庫水晶。在一個特別的人出現的那一刻，水晶中的紀錄出現時，我就知道這顆水晶注定只會由這個特殊的人使用。當資料庫水晶在我面前出現時，最常的作法就是把它們收藏起來，成為我的私人收藏品。但我發現，一些資料庫水晶顯然在等待它們的工作夥伴出現，才展現真正的身分和目的，這樣就能與這個特定的人一起運作。

有一次，我正在一個常設的非形而上學的地方舉辦講座，無意遇上諸如資料庫水晶「就在此地」這樣的資訊。當我正準備將一顆巨大的發電機水晶遞給一個人察看時（之前我已經在其他兩場工作坊給過學員們傳遞察看，而且我對它很了解），它上面的數十條紀錄呈現在我的眼前。我驚訝之極，打住已說出一半的話，說道：「哦，我的天，這是一顆巨大的資料庫水晶！」聽眾一無所知地問道：「什麼是資料庫水晶？」當我對他們解釋資料庫水晶的故事時，我在心裡對自己說：「這顆水晶顯然是為這裡的某個人而存在的。」千真萬確，這個團體裡的一位女士對它愛不釋手，且不容置疑地知道她需要與這顆水晶一起運作。在我的實踐中，此類經驗已經發生過多次。

因此，睜大你的雙眼，如果有一天在你最預料不到的時候，三角形在你的眼前呈現，當水晶閃耀著它其中的一個琢面，對你說道：「你猜怎麼樣，我們有活兒要幹了！」你也不要太吃驚。

去物質化現象

有許多有關水晶會毫無緣由地從人們的視線中消失的說法。無論怎麼尋找都無濟於事，那是為了要在精微能量體中運作，它們已經從物質層面去物質化了。彷彿這些水晶是為了要協助你清掃、治療、平衡，或幫助你吸引某種力量進入你的生活，而將它們深植於你的能量場中一樣。有時，這些消失的藝術家會以物質形態再次出現，常常就在你記得你曾經放置它們的同一個地方，或者你已經找過幾十遍的地方。也有時候，它們不必重新物質化，因為已經深植於個人能量場中。

如果這樣的話，不要傷心，它們已經進入一個更高的頻率，它

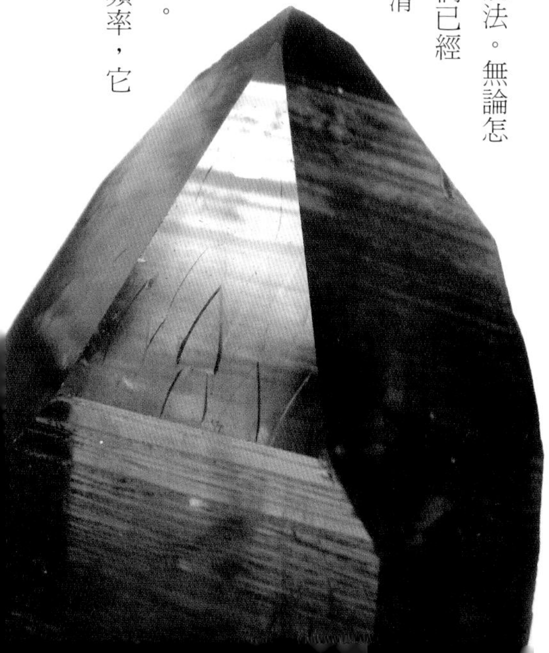

煙水晶的資料庫水晶
Smoky Quartz Record Keeper

們透過增強你身體周圍光的力量的方式，依然在服務你。在去物質化的狀態中，水晶真的能協助清理心智體和情緒體，並封閉容易受到負面影響攻擊的人體能量場的漏洞。有意識地調頻到已經去物質化的水晶，能幫助你開放心智，面對存在於平常感官視力範圍之外的未彰顯的實相。藉由在你的人體能量場中運作的去物質化水晶的光的力量，如果你選擇有意識專注於這種現象，就能增進個人學習去物質化的能力。

人造水晶及磨光水晶

在今天，有許多人工切割（人工形成）和磨光的水晶在市場上氾濫。我個人從來沒有被這種水晶吸引，在有些場合，甚至因為它們而感到不快。思考良久之後，我現在明白了這是什麼原因。石英水晶自身就存在於一種天然的完美狀態中，因為每一個個體成分都按宇宙的力量被排列，所以它們在一個與宇宙和諧一致的層面上振動。

換句話說，組成原子的電子和質子、構成分子的原子、以及分子晶格構成的礦物塊，都在以相同頻率振動（不存在隨意的排序）。它們天生就與最初的創造性力量相連，並以真正的形式展現宇宙和諧與物質完美的一種光彩照人的表達。這就是你為什麼能僅僅握住或佩戴一顆水晶，它就會尋求並將你的振動與它自身統一的本質相連繫。

除非一個寶石工匠非常熟練，經過訓練，並與一塊水晶的頻率相調校，否則改變它的天然形態的嘗試，常常會無法展現天然與宇宙頻率相調頻的原子和分子粒子的真實反映。我見過無數人工嘗試想提高它們價值卻反被重大損傷的水晶，以致我想要中和這種效果時都無計可施。

我見過天然單尖發電機水晶藉由在另一端上切割而變成雙尖水晶，以及在顯然並不存在尖端的水晶上琢出尖端。我甚至見過一塊水晶上有五個琢面，而不是六個琢面。有一次，有人試圖把一塊切割過的水晶當作天然水晶賣給我，在察看時，我看到七個切割出來的琢面形成晶尖。這些水晶的邊緣常常變得軟而鈍，在引導療癒能量方面要比天然形成的水晶效果差。我也知道在第三世界國家中，很多這樣的工作正在進行，在那裡，勞動力非常廉價，切割水晶的精緻工藝水準非常低。

並不是說，磨光或切割水晶就是不好或不道德的，只是這樣做，一個人必須與水晶的本質非常和諧一致。磨光一塊水晶的表面是要將它天然的美顯現出來，或者修理晶尖上的一個碎片，這常常會極大地助益於一塊水晶的美麗、目的和價值。我所反對的是，完全改變已經完美的天然形式。

另一方面，一些水晶常常是從大塊的無尖端的材料上切割下來，不然可能會出於技術的目的而遭到摧毀，以這種方式對它們進行精細加工，能無形中提升它們的振動，並允許它們以更高的能力服務於人類。我也遇過非常有意識和懷著愛意切割水晶的人士，為了用於治療，我曾和一些與切割水晶運作過的人交談，取得有力的成效。

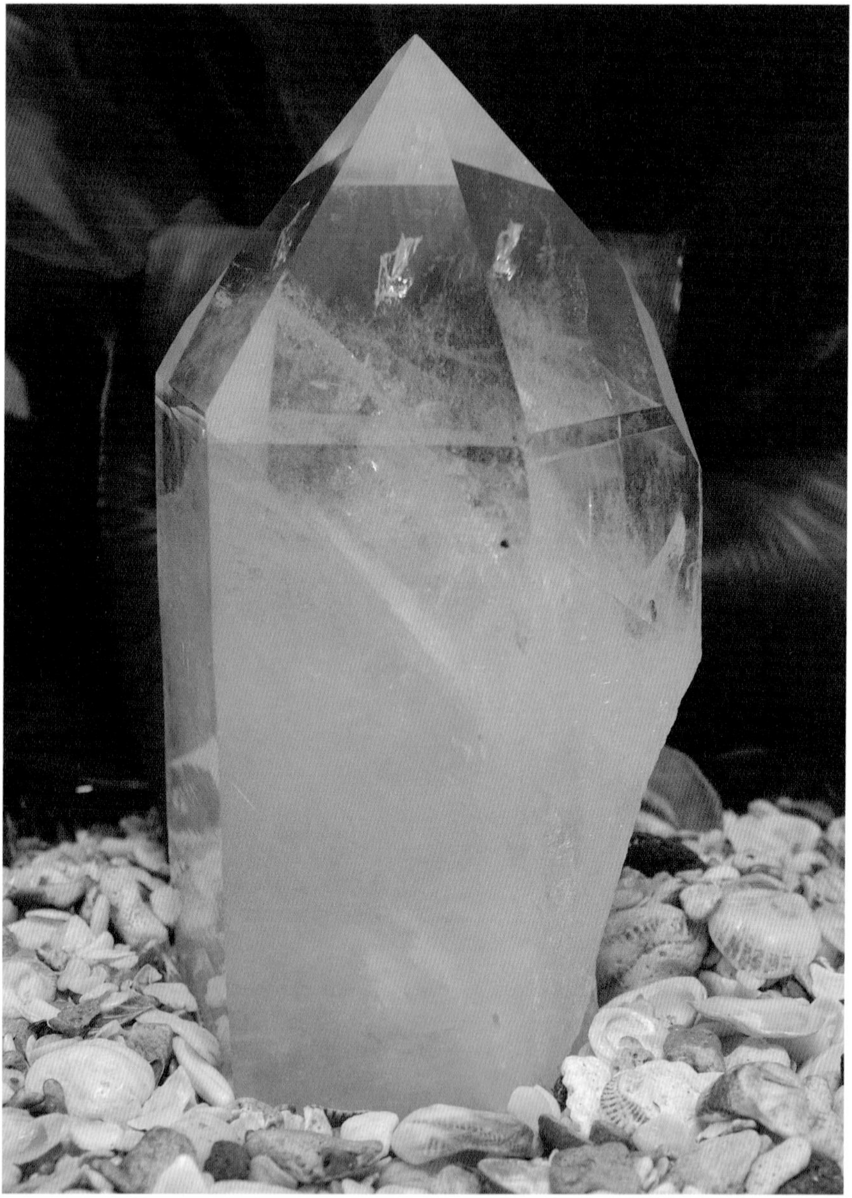

大型透明白色發電機水晶
Large Clear Quartz Generator

重點在於，不要只顧著聽我所說的，你自己去檢查並做實驗，就會明瞭。把兩種水晶都找來，交替地將它們置於你的心輪和第三眼處，看看它們傳遞給你什麼樣的資訊。

淨化和重新充電

幾個世紀以來，美洲印第安人一直使用神聖的藥草來清洗和淨化。在印第安傳統中，雪松和鼠尾草是極其有力的精油治療草藥，也能用來淨化水晶。藉由點燃這些藥草，並讓煙霧包圍水晶和治療石，它們就會以一種極令人愉快的方式得到清潔。在每次水晶治療之前和之後，我已習慣了點燃薰香（雪松和鼠尾草的混合物），不僅是為了清潔水晶，也是為了清除空氣中治療後所留下的可能潛藏在乙太中的任何殘餘物。這種神奇的薰香也能在各種不同的淨化練習中加以使用，即在冥想前、在蒸氣浴或桑拿浴中，在爭論或發生衝突之後用以淨化環境，或在搬進一個新地方之前，清除舊的能量。

為水晶礦石重新充電的另一種方法，是將它們置於一個金字塔結構下面。我所有的權杖、手術刀和經常使用的發電機水晶，一直都被置於金字塔之內。金字塔的完美幾何結構，能讓宇宙能量將在金字塔裡的所有礦石加以淨化與充滿能量。將受傷、受輻射或者過度使用的水晶，置於金字塔內較長一段時間，是少數幾種能恢復它們適度平衡的方法之一。

為個人治療選擇單尖發電機水晶

當你為了做水晶治療練習，而在市場上尋找一顆單尖發電機水晶時，有幾個細節要注意。最重要的是注意它的尖端，如果在晶尖或組成晶尖的琢面上沒有碎裂、缺口或刻痕最好。在觀察晶尖琢面時，如果至少有一個琢面是一個完美三角形會極其有益。這會允許能量以一柱光線，從水晶底部經由三角形琢面的底部，沿著相對的對稱邊線從晶尖射出。而且，水晶內部愈清晰愈好，內部清晰非常重要，這能使你自己的療癒能量經由水晶被完全傳輸。

在你治療練習中使用（或用於個人冥想）的單尖發電機水晶，會變得充滿你自己的生命力。當你透過單尖發電機水晶將你的療癒之光發射出去，當它經過水晶並從晶尖射出時，你的能量正被淨化、磁化和強化。在治療中所使用的這些個人的水晶朋友和夥伴，你會不想讓別人觸摸，這樣它們與你的連繫就不會被打擾。有了這些充滿你自己療癒力量的水晶，當你個人感覺不集中、不平衡或需要療癒能量時，它們就隨手可得。

彩虹光的教導

彩虹光有非常美麗的課程可以和我們分享。當陽光由微小的雨水晶體稜鏡折射，而把它們轉化為橫亙天地的彩色圓弧時，天空中的彩虹就產生了。要產生如此壯麗的景象的必備要素之本質，可以象徵性來解說。太陽是時常被生活的沉重烏雲所阻擋的光明，但當光明穿越烏雲，當精神之光照耀，就會看見最美麗的景象之一，這時黑暗和潮濕中出現一組壯麗的色彩排列，它們都具有完美的秩序。每當彩虹出現在天際，來到戶外深呼吸是極其有益的，可以吸收五彩繽紛的療癒光，即使這樣會稍被淋濕亦值得！

彩虹教導我們，不要只看到任何事物的某一個面向。它向我們表明，應該如何看待生活中許多不同的光線；可以同時看到快樂、憤怒、悲哀和美麗。彩虹將它們全部包含其中，平衡而完美；粉紅色是喜悅，綠色是療癒，藍色光線是和平。

彩虹也時常在水晶中發現。令人驚訝的是，當水晶還在地球子宮中生長時，通常在一次滾落或遭到某種創傷時，彩虹就生成並被包含在內。同樣，彩虹教導我們，正是經由劇烈的打擊，我們才能學會平衡生活中的許多方面，正如難以阻擋的光明會照亮黑暗時分。

彩虹是希望和靈感的象徵，在它被包含在石英（或其他水晶）中，彩虹代表著讓生命變為最美好的能力，並且在這樣做時，通往天堂的光的稜鏡階梯就可以攀登。彩虹是從地球進入乙太的一個直接連接，可以經由祈禱、希望、夢想和願景而穿越。當祈禱或將療癒能量傳送給他人時，與彩虹水晶一起運作會非常有益。

因為彩虹水晶將各種色彩和諧地混合在一起，為我們示範如何擁抱生活中的各種元

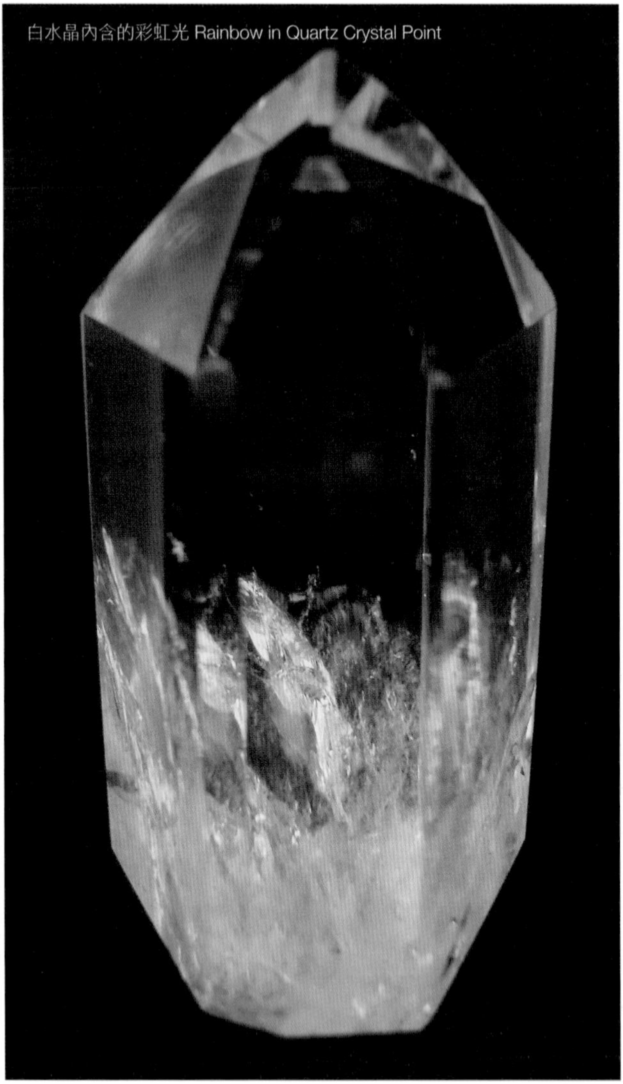

白水晶內含的彩虹光 Rainbow in Quartz Crystal Point

素，所以彩虹水晶是一種合一的象徵。彩虹證明，從一種能量跨越到另一種能量，從一個脈輪跨越到下一個脈輪，確實是可能的。

在個人冥想中，當要有意識地專注於連繫能量中心時，彩虹水晶是非常有力的。當一塊水晶的裡面包含一道彩虹，將它置於兩個沒有被整合的能量中心之間時，它就會協助將它們和諧地調合在一起。在水晶治療中，以這種方式，彩虹水晶就能用以統一脈輪系統，或者當一個人正在學習彩虹光線的課程時，用於個人冥想、攜帶或佩戴。藉由有意識地調頻至彩虹水晶的頻率，它們會傳輸給人體能量場，以一種豁達的態度來看待事物的能力，並且示範如何在我們所做的每一件事中懷著喜悅和幽默感。

水晶的移情作用

有時想像一顆水晶或礦石真的知道你正在想什麼或感覺什麼，也許會很困難。它們沒有神經系統，怎麼能感覺呢？它們沒有頭腦，如何能思考呢？它們並不像我們人類一樣舉止行動，如何能對我們是怎麼回事有任何感覺？好吧，這是真的。與我們相比，水晶礦石是一種非常不同的生命形態，它們的實相次元必定不同，但有誰能說，以它們自身宏偉、未知的方式，它們不能感知我們是怎麼回事呢？就我的經驗而言，在水晶的世界中，我目睹過許多場合，水晶與礦石不但能夠感知有什麼正在進行，而且會以一種愛和支持、甚至有時是犧牲的方式做出回應。

我的一位好友在她的每日冥想中，與一顆粉晶搖光石非常密切地運作，她有意識地專注於愛自己更多一點。在這個過程裡，許多無法解決的內在衝突正在顯現。有一天，在冥想中，她一直緊緊握住粉晶，釋放出一股舊的情緒電能，冥想結束後，她把粉晶放回聖壇上，當她站起來正準備離開房間，這時粉晶爆裂成十幾塊碎片。當它爆裂時，她感到一種情緒壓力的即刻釋放，並知道她已經被療癒了。她彎下身拾起粉晶碎片，這個她一直深愛著的粉晶，她認識到它不僅能感覺到她的痛苦，還負起了情緒的重負，在釋放的過程中，它實際上犧牲了自己。

對於粉晶來說，這個故事並非不尋常，粉晶被稱作愛之石，是情緒創傷的療癒者，也是心輪的基石，教導自愛和寬恕。正是出於這個原因，在治療實踐中使用它時，對粉晶經常進行淨化很重要。它是新時代礦石之一，能擔負人類的悲傷，時常直到它的死亡。當粉晶辛勤地運作於我們的心輪時，它常會變得陰沉與黯淡，失去天然的光彩。這應被視作一個明顯的信號，它需要清理淨化了，讓它再度充電，如此它就能繼續運作而不致獻出生命。

在水晶治療中，當與水晶一起進行人體能量場運作，並且正在發生重要的轉化時，據說單尖發電機水晶會裂開。在特別緊張的日子裡佩戴珠寶，珠寶會明顯變得黯淡甚至碎裂，如果被忽視或誤用，水晶和礦石會變得失去光澤。另一方面，個人冥想時水晶一旦變得陰暗，將愛和美好的思想發送給水晶，它就會變得清澈。當治療礦石被有識地運用、關愛和感激，它們就會變得更有力。這是與水晶礦石一起運作的人的責任——定期清理淨化它們，歸還它們維生所需的元素；主要是水、陽光、關注和愛。

自我療癒水晶

大部分時候，一塊水晶都會有一個尖端，而在特殊情形中，它們會有雙頭尖端。可與獨特的雙尖水晶相媲美的，是在底部天然形成尖端的水晶。這類的水晶並沒有像雙尖水晶那樣構成一個六邊形的尖端或頂點，但它們也是天然形成，而不是看上去另一端像被折斷一樣。

水晶通常從某種堅硬的岩石表面生長出來，岩石表面起了如同底座的功用，從底座上水晶的一端得以突起。雙尖水晶在柔軟得多的泥土中形成，沒有受到堅硬岩石的限制，因此能從兩頭生長，並形成兩個尖頂。在自然形成尖端的水晶中，在它發展的某一時刻，一頭已經從堅硬的岩石基座上被折斷或者分開，然後繼續在底端形成晶尖，儘管它沒有空間或環境以形成一個完整的尖頂頂端。這些便稱為自我療癒水晶（**Self-healed crystal**），因為即便它們是從自己的安全基座上分開，但仍繼續這種完美的天然狀態，形成較小卻絲毫不遜色的由琢面形成的尖端。

要是你觀察一顆單尖發電機水晶的底部，並且察看印記，就很容易發現自我療癒水晶。如果水晶有個未完成的底部，而且看上去像石頭一樣，那麼它就不是自我療癒和天然形成尖端的。反之，如果按照慣例，你見到一塊有著完整邊緣的美麗花邊圖案的水晶，那麼你就知道你找到了一位自我療癒的大師。

自我療癒水晶在進化過程中，已經學會如何修正和治療它們自己，並能在教導我們相似的課題方面，給與它們所有的知識與分享其經驗。在自我療癒期間，這些水晶能成為你很好的朋友，或在水晶治療實踐中，成為神奇的夥伴及助手。你可以將自我療癒水晶置於接受水晶治療者的雙手中，或者置於任何區域，以將療癒自我的藝術傳遞給身體、靈魂、內心或潛意識。這些水晶知道如何處理看似正在崩解的處境，進而讓狀況變成最好的，並找到完美的秩序和天然的完善。

具力量特徵的帶條紋礦石

有數種結晶構成顯現為平行條紋縱貫整顆水晶的長度，電氣石、紫鋰輝石、黃玉（Topaz）和海藍寶，明顯都屬於這種自然現象。每當這些能量條紋顯現，就表明動態的力量伴隨著一種高電能會快速穿過水晶體。條紋就像電線一般，一股高壓電流可經由它被傳輸到物質層面。

上述水晶的每一個尖端，都設定了能量將會行進的方向。例如，一個帶有天然尖端的粉紅電氣石被置於心輪上方、指向喉輪，它就會透過聲音傳導愛的表達，並化作口語的力量。如果將黃玉的尖端指向臍輪，就會將頂輪的金色光線引導入肉身，以彰顯有意識的意志。

粉紅的紫鋰輝石是心輪的催化劑，它的力量充滿活力地將不安與抑制轉化為充滿愛的行動。電氣石以它多樣的顏色治療和加強身體系統，使精神力量滲透進入神經系統之內。海藍寶能激活喉輪增強功能，有助於運用聲音的更高面向以表達真理。根據尖端所指的方向，金色黃玉可以將頂輪能量傳輸進入體內，或是將身體的欲望引導向意識中心。

留意這些及其他擁有完美平行長條紋的幾何圖案的水晶，意謂它們能夠引導一種動態力量，進入到它們所運作的問題裡。這些條紋礦石，勝過其他水晶構成，能將高頻率能量傳輸到物質層面，輸進體內，為了精神的轉化而啟動脈輪並加強身體系統。

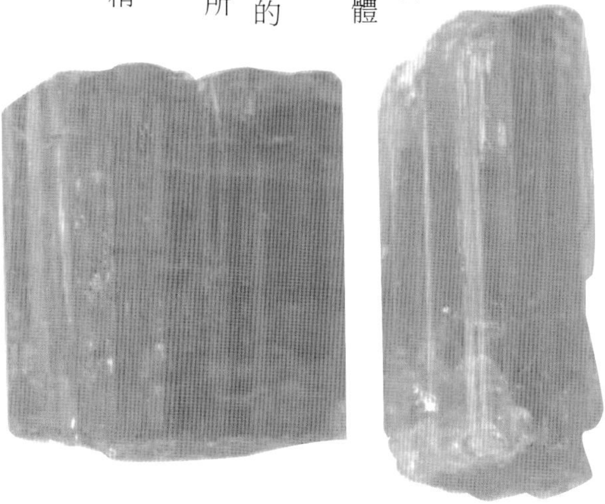

粉紅電氣石 Pink Tourmaline

心智上的三位一體礦石

我想向你們介紹我所喜愛和尊敬的三種礦石：螢石（Fluorite）、方解石（Calcite）和黃鐵礦（Pyrite），我經常使用它們，與它們一起運作來治療心智方面以及與心智發展有關的案例。極有趣的是，這些礦石時常在相鄰的礦藏中被開採到，甚至常常並列生長，或者一個在另一個之上。黃鐵礦時常在螢石八面體（Fluorite Octahedron）中被發現，或者和螢石簇（Fluorite Cluster）一起生長。方解石普遍也與它的好朋友螢石一起被發現。它們都有很多相同之處，並服務於一個相似的功能和目的，能影響並穩定更高心智的頻率。

螢石是為了引導心智的直覺力進入現實活動中。當心智正在進行轉變、調整和改變時，要運用的礦石就是方解石。黃鐵礦能加強心智的能力，並開發人類心智的更高才能。黃鐵礦協助更高知識的增長，方解石幫助放下舊的態度和觀念，因此更偉大的知識得以發生，而螢石會將這種更高知識落實於物質層面的行動中。

當人們在做研究、致力於改變舊有的心智模式時，或有意識地開發心靈能力時，這種心智的三位一體會是一種可以協同運作的極佳礦石組合。這些礦石是通靈者、具有心靈能力者和職業顧問的神奇助手。

在進行水晶治療排列時，可將螢石、黃鐵礦或方解石置於第三眼處，以刺激更高腦波頻率，或是置於顱骨底部，再度喚醒潛伏的智慧。它們也可以用來佩戴、冥想，或用於幫助整合智慧與直覺，以及開發智商。

連結臍輪：金色黃玉和髮晶

臍輪是我們個人力量在物質層面彰顯的地方，它的顏色是橘黃色，其能量對於我們的幸福和自我實現至關重要。如果臍輪受到阻礙或淤塞，會大大限制我們有意識地將意志投射進入日常生活事物裡的能力。臍輪形成較低能量三角——包括第一脈輪、第二脈輪和第三脈輪——的頂點，並且統理我們物質層面的行動以及個人的身分感。

與臍輪的色彩頻率相似的，居於頂輪的是金色光線，它呈現出每個人具有的無限靈性。與臍輪黃色的色彩頻率相似，頂輪能透過身體直接影響意志的運行。藉由頂輪直接與臍輪相連，將神聖力量彰顯於地球上的可能性就得以成千倍地增加。

有三種主要礦石可以用於臍輪，引導頂輪的金色智慧進入日常行動之中。它們是黃水晶（參見《水晶光能啟蒙》，第129至132頁）、髮晶和金色黃玉。這些礦石中，每一種都擁有力量將消極的習慣模式和傾向，改變為由更具力量的意志所統治的行動。

當自然形成尖端的金色黃玉的頂點指向臍輪時，它會將頂輪的意圖引導進入身體的發電站。另一方面，如果你想要超越物質層面，專注於頭部的意識能量中心，尖端就要

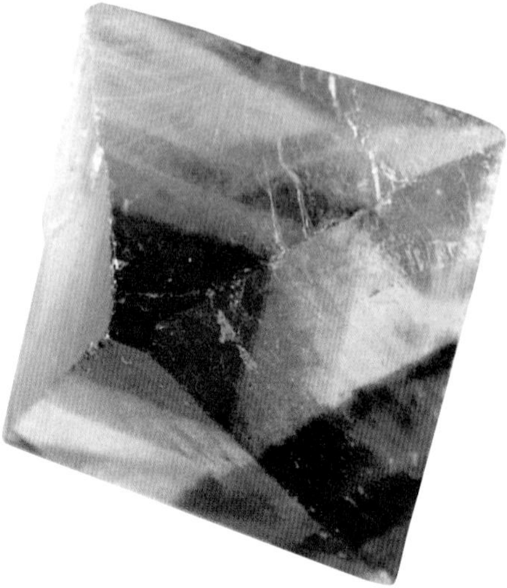

螢石八面體 Fluorite Octahedron

螢石晶簇 Fluorite Cluster

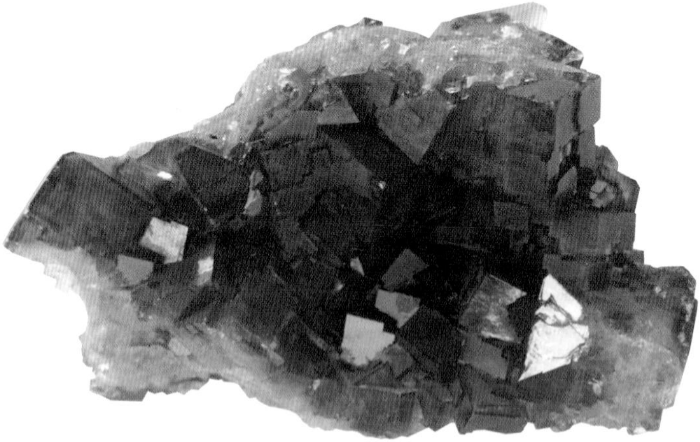

向上指向心輪。當一個人過於自我中心、忙於事業或顯現出工作狂傾向時，通常要這樣排列。因為具有條紋（參見具力量特徵的帶條紋礦石，第176頁），金色黃玉會引導高頻電流經過水晶體，將力量和增強的能量帶進它們被放置的區域內。

髮晶是透明或煙狀的，帶有小的金色石針貫穿其中。這些金色能量線路會由石英先天的動態存在而變得具有極大電能，當這樣做時，金色能量線路會成為通道，頂輪的金色能量經由它們能夠下潛至大地的根源。自然形成尖端的發電機髮晶，能像金色黃玉一樣以同樣的方式運用。切割的、磨光的、有琢面的或搖光石髮晶，都能用於水晶治

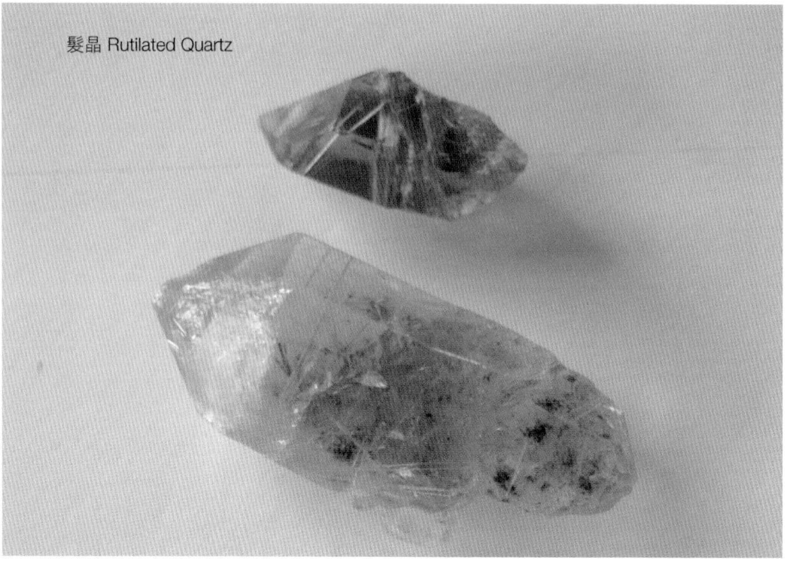

療排列，被置於臍輪上或周圍，以啟動意志力。它們也能被置於任何需要額外能量的部位，並搭配經常用於太陽神經叢上的孔雀石，一起協助驅散過度的情緒電能。

當一個人想要獲得更廣闊的視野和直覺，進入靈魂與無限和存在目的連繫時，也能將金色黃玉、髮晶和黃水晶用於頂輪。

15 其他治療石和寶石

寶石

寶石（Gem stone）可以是眾多不同礦石中的任何一種，「寶石」是一個共有名稱，適用於任何具有寶貴品質、高度透明以及內在構成中沒有（或相對較少）缺陷的礦石。最常見的寶石有：鑽石（Diamond）、紅寶石（Ruby）、藍寶石（Sapphire）和翡翠（Emerald）。然而，任何結晶構造都能形成寶石級質地的樣本。

一顆寶石的特徵之一就是，它的硬度足以用人工技術和做工來切割、琢面和磨光。在人類技術的幫助下，對於喜愛用財富裝飾自己的人們來說，寶石成了一種有價值的財富，與半寶石或礦石相比，寶石具有一種無法比擬的持久的美，在很大程度上，這要歸功於珠寶工匠們，他們將粗糙、未切割的、多半不吸引人的原礦，轉化成光彩奪目的珠寶。

寶石通常很小，以克拉為單位買賣，價格根據寶石的重量和質量而差異甚遠。由於寶石的大小和價格，並不都被包含在治療礦石的收藏之中，但是，它們在水晶治療中可以具有極大價值。由於寶石反射的光線會從每一個琢面反射回來，因此寶石能將非常清澈的彩色光線反射至人體能量場中。

例如，如果將一顆深靛色藍寶石置於第三眼，就能夠獲得與使用一些藍銅礦結晶塊完全相同的明顯效果。置於第二能量中心的紅寶石，能刺激性慾或啟動創造力，並將其引導至其他脈輪，效果非其他紅色礦石所能及。翡翠燦爛的綠色光輝，能將負面能量傳輸進入強有力的療癒力量的光束中；而鑽石是唯一被裝飾在王冠上，清澈度和閃亮度都勝過透明水晶的礦石。

使用寶石的最好方法之一，是運用寶石精華液（製作方法參見《水晶光能啟蒙》，第40頁）。以這種方式，就有可能充分利用寶石的高頻力量，而不必另外投資一筆錢。

寶石級的紫水晶、黃水晶、黃玉、電氣石和許多其他礦石，展現出清晰的表達能力、透明、美麗和閃耀的特性，均可被歸類為寶石。每當你和寶石一起運作時，你是在和一種非常清晰的光的力量和一種高度反射的力量一起運作。因此，寶石一直受到尊

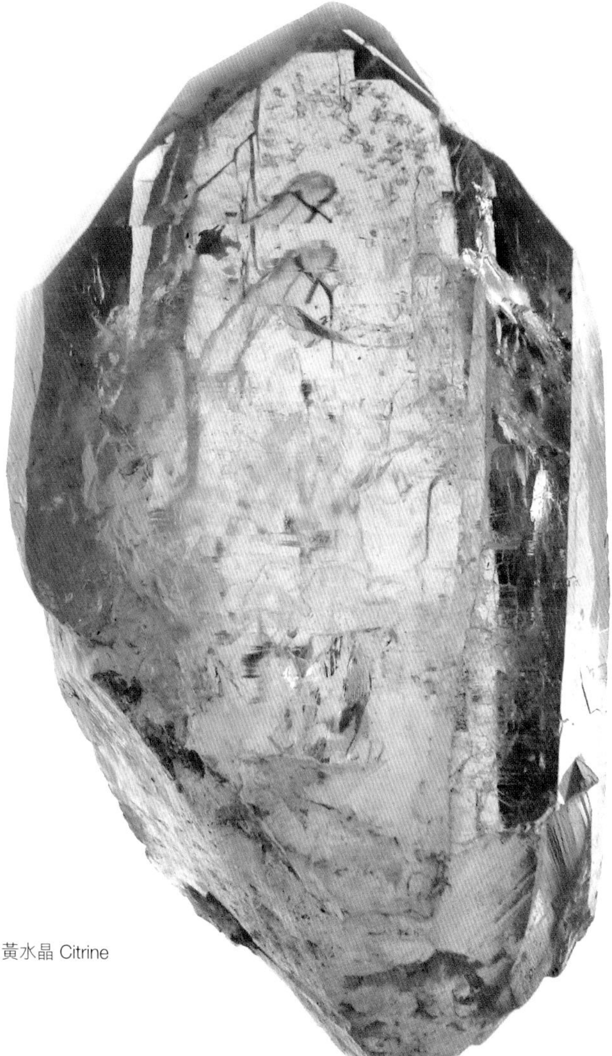

黃水晶 Citrine

敬，在古代，在製作珠寶、王冠和飾品時，它們的力量都被有意識地加以運用。除了外觀的美麗和固有的價值之外，這些寶石級的礦石也擁有非常清澈和強有力的光線，能引導它們的力量來幫助我們提升。

藍色電氣石

藍色電氣石（Blue Tourmaline）比地球上任何其他礦石更有力地傳輸和平的藍色光線。在電氣石家族中（參見《水晶光能啟蒙》，第170至179頁），當藍色電氣石沿著它長長的平行條紋引導正極能量流時，它攜帶有一種高電能。如果電氣石被快速摩擦，會產生一種天然的熱能，感覺到電氣石的電能，一端（尖端）變成了正極，而另一端（底座）變成了負極。這種天然的熱能可以透過水晶被導入任何需要和平能量之處所，像是居家、辦公室、孩子的房間、心臟等等。

電氣石家族顯現的顏色很多樣性，藍色電氣石擁有藍色光譜，從最淺的極其透明的淡藍色到深靛藍。細長的強有力的藍色電氣石權杖，會顯現從底座的暗深藍色，經由天藍色、到尖端的清澈的冰藍色的完整色調的光線，這些魔杖非常特別，和平的勇敢力量經由它們被傳導到地球上。這些權杖是一種禮物，它們會設法找到那些願意在生命中處於和平，並有意識地使用權杖力量，將這種寧靜狀態帶入這個世界的人們。在水晶治療中，藍色電氣石權杖可以在人體能量場中作為發電機，協助消融心智的摩擦或情緒壓迫。

藍色電氣石在水晶排列中，可以用於任何需要動態的和平光線的區域。將它們置於第三眼處，效果尤其好，可以減輕無法安靜的心智；或是置於心輪，可讓憤怒或悲傷的心情平靜下來。藍色是喉輪的顏色，所以藍色電氣石是置於喉輪的完美礦石，有助於清晰的口語表達。它也能用於聲音的更高頻表達，因此常被歌手、演講者和通靈者所使用。由於項鍊佩戴在脖子周圍，距離喉輪很近，所以藍色電氣石很適合做成項鍊佩戴，經由喉輪持續啟動口語表達的力量。對於慢性咽喉痛、甲狀腺疾病、口語表達障礙和其他與喉嚨有關的疾病，它也是能夠同時充電和強化的最佳礦石之一。

石榴石

顏色範圍從翠綠、橘黃、到最深的深紅色，石榴石（Garnet）以多樣的色彩展現她的美麗。石榴石通常很小，有著美麗的琢面，而且價格並不昂貴，常見於珠寶當中。然而，它們也可以有效地運用在水晶治療排列裡。

石榴石所涵蓋的色彩範圍可以影響從心輪到第二脈輪的區域。如果由於太陽神經叢的情緒緊張，導致第二（性）脈輪的創造性活力無法流通，那麼這個區域就會受到壓迫。當這種情形發生時，創造性能量就會被篡奪，一個人會覺得昏昏欲睡、無精打采，或者想自殺。在這些情形下，就可以使用綠色石榴石來連接太陽神經叢上的紅色石榴石，引導療癒能量與生命活力，使通過情緒中心的創造性活力得到適當的吸收及整合。

紅色石榴石是最常見的，它顯現純粹的紅色能量。在水晶治療排列中，為了啟動恢復活力、創造力、再生和血液淨化，將紅色石榴石用於第二脈輪效果特別好。它們也能用於任何其他脈輪點，刺激這個能量中心發揮創造力的一面。例如，當紅色石榴石和紫水晶被置於第三眼處，直覺中的創造力就會被啟動。

當用於佩戴或冥想時，石榴石會增

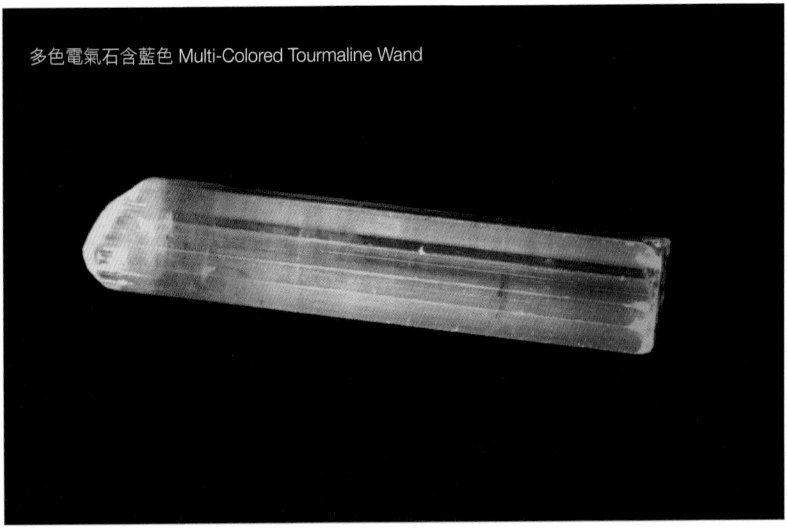

多色電氣石含藍色 Multi-Colored Tourmaline Wand

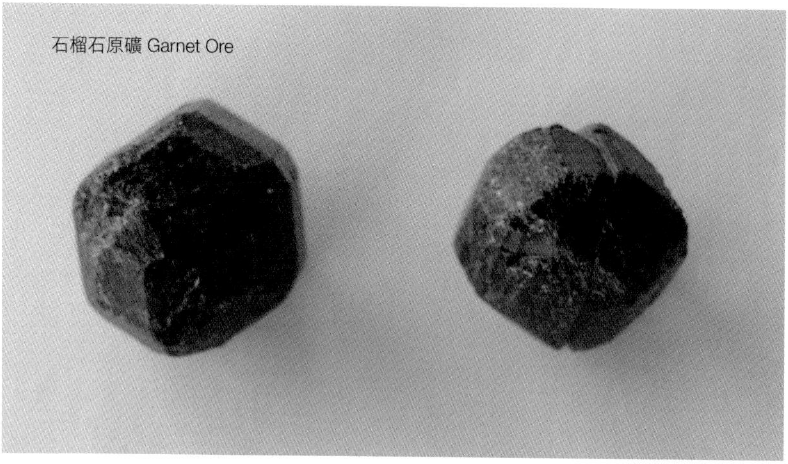

石榴石原礦 Garnet Ore

加創造的能量並能啟動性慾。因此，當為不能在性方面自由表達的人所使用時，這些礦石效果非常好。在不孕、不育和性冷感的情形中，石榴石因其價值而知名。藉由持續使用這些礦石，個人可以學習如何將第二脈輪的創造性力量直接引導至任何其他脈輪，以獲得多種富於表現力的經驗。

綠色東菱石

綠色東菱石（Green Aventurine）是反射出一種真正、純粹的綠色光線的石英。在它裡面常常有小小的閃光，為它帶來耀眼的光芒和喜悅。當你想要緩和難以平靜的心情、中和情緒、並為身體帶來平衡感和安寧時，綠東菱石是用於水晶治療排列中最好的礦石之一。

綠東菱石基本上能用於任何小病，無論是心理、情緒還是身體的。它的純粹的綠色療癒本質，能穿透任何問題，並以它的振動慰藉存在的任何部分。作為石英，它擁有非常高的動態電能，使它能消融不健康的思想、感情和與身體有關的問題。綠東菱石能置於任何生病或不平衡的身體部位，將綠色療癒射線反射進入人體能量場，並將它的本質直接滲透到身體中。在感到壓力和不安時，可以佩戴或攜帶綠東菱石，來幫助保持一個人內在的平衡與和諧。如果哪一種礦石可被譽為全天候的治療者，那就是綠東菱石，它以其緩和、治療和平衡的動態力量而著稱。

在水晶治療排列中，綠東菱石用於心輪和太陽神經叢部位效果尤佳，可以協助中和被壓抑的情緒。其目的不像孔雀石那樣，反映或讓情緒浮現，而更多的是在於，消融任何感情所造成的心輪或太陽神經叢的壓抑。因此，當你正在有意識地致力於清除來自太陽神經叢區域的情緒阻塞時，它是可以與孔雀石一起使用的好礦石。孔雀石會讓情緒浮現，而綠東菱石則會緩和情緒。綠東菱石也是粉晶的真正好朋友，一起工作可以療癒和連結心輪。

綠色方解石和金色方解石

方解石常代表著心智礦石。當一個人正在努力達成心智平衡時，綠色方解石確實是一位心智醫治者，能用於任何情況中。綠色方解石（Green Calcite）能促使理性心智的僵硬界限變得柔軟，讓真正的內在知識開始活絡。對於難以理性地進行課堂討論的孩童來說，綠色方解石的效果尤佳，而對於心智混亂的成人也很理想，或可在有意識地嘗試重新規劃過時態度與思考模式時使用。

時常在自我治療的過程中，我們需要重新調整想法來包容一個更偉大的實相。綠色方解石能在這時協助我們放下過時的概念，並認同新觀念。我們常會讓依戀和安全感附著在已知的狀態周圍，即使它們並不真實。綠色方解石憑藉它綠色的療癒力量，能讓舊有的離開，讓新的進來。似乎它能在那裡對舊有模式說：「很好，如果你投降、臣服，你就能變成一個更偉大的整體的一部分。」而且似乎當綠色方解石說話時，心智就在聆聽。綠色方解石能以一種完全被信任、無攻擊性的方式，使用理智的語言說話。

在水晶治療排列中，當正在有意識地致力於釋放舊有的心智模式時，將這種礦石用於第三眼或脖子底部，效果會非常好。想與你要放下的某種思想模式相關的情緒溝通，你要學習臣服於一種更高、更偉大的力量，這時，將綠色方解石置於心輪附近，效果會很好。當心智變化正在發生時，綠色方解石是一種很適合攜帶或佩戴的礦石。在轉變與重新調整期間，它是治療者也是朋友。

當心智或情緒模式變得非常僵硬和固定時，身體疾病往往呈現在骨頭、韌帶、軟骨和肌腱。因此，綠色方解石是一種適於用在關節炎、肌腱炎、風濕症或任何骨骼方面問

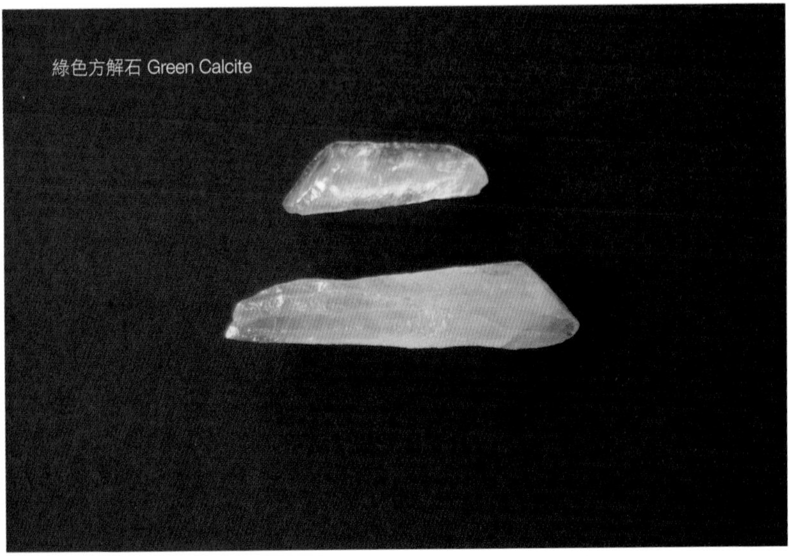

綠色方解石 Green Calcite

題的礦石，也能用於任何涉及骨骼、韌帶損傷的運動傷害或意外事故。綠色方解石是脊椎指壓治療師整骨療法中的好夥伴，能協助他們將療癒能量直接傳導進入骨骼組織。

因為綠色方解石所反射的是清涼的淡綠色光波，所以它也能在任何紅色能量過度的失衡情形中使用。運用綠色方解石，可以使發燒降溫，灼熱被療癒，與憤怒相關的症狀減輕。將一塊綠色方解石置於靠近病痛的身體部位，吸氣時，專注地觀想療癒能量正在進入這個區域，呼氣時，把緊張、痛苦和壓力釋放出去，奇蹟般的療效就會發生。很重要的是，這個練習要持續十五分鐘，一天至少四次，以確保持續的療效。在每次治療後清潔礦石，將它置於一個水晶簇上或金字塔結構內重新充電，也很重要（參見《水晶光能啟蒙》，水晶礦石的照顧與淨化，第48頁）。

與綠色方解石同屬一個家族且值得一提的夥伴是金色方解石（Gold Calcite）。金色方解石同樣具備心智傳導的特質，在水晶治療排列中，如果將它置於臍輪，則具有將頂輪的最高心智才能傳導至體內並彰顯的力量。它也可以用於頂輪，刺激心智力量的更高頻率投射進創造性的努力中。當你需要與更高的心智力量相連，在思想上保持警醒和敏銳，金色方解石會是用於冥想、佩戴或攜帶的很好的礦石。

虎眼石

虎眼石（Tiger's Eye）是石英家族中最獨特與迷人的礦石之一，顏色範圍從淺棕色到深棕色，並帶有金黃色的高頻光。作為石英家族的一員，它攜帶有一種高振動的電能，而深棕色光線將這種能量落實於大地的根基之中。

虎眼石呈現出兩種獨特的能量。深棕色的背景代表大地的豐

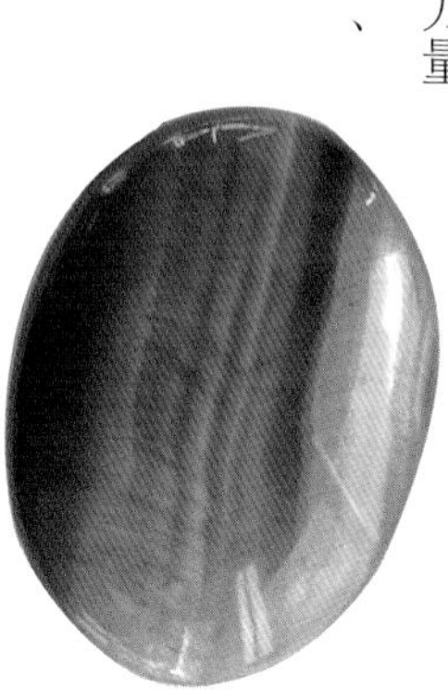

虎眼石 Tiger's Eye

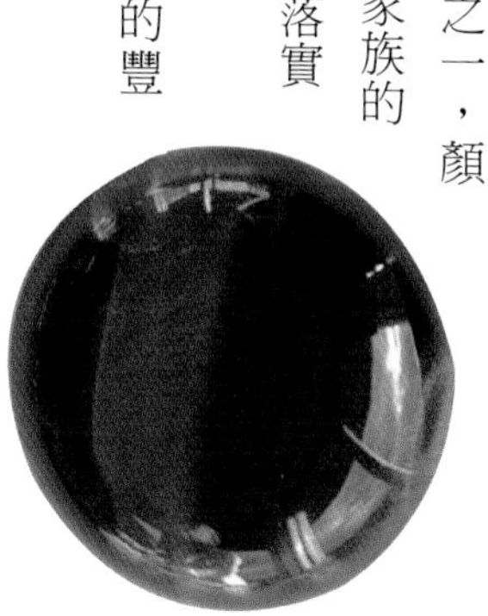

鷹眼石 Hawk's Eye

盛，它由頂輪的金色光線飾以精緻的花邊。這種能量組合使虎眼石能用於臍輪，將頂輪的提升意識接入物質現實。在水晶治療排列中，當虎眼石被置於臍輪時，你會注意到，有一種更高能量流直接流入體內，創造出一種安寧的總體感受。

從虎眼石中反映出絲綢般的金色光亮，象徵著個人的力量、誠實，以及將天堂帶到地上的能力。虎眼石能協助人們看穿物質層面法則的虛幻局限，並將靈性的奇蹟與榮光注入其中。虎眼石能讓人們在所有物質形式中看到神的力量，同時也服務於意志力的培養。

這是一種令我非常尊敬和感激的礦石，我想你也會如此。虎眼石被認為是主要的臍輪礦石之一，可以與黃水晶、金色黃玉相媲美，而落實效果更佳。當感到無法與人相處、不熱愛自己的生活，或無法用行動來彰顯個人意願的人，與虎眼石一起運作時，這種獨特的礦石效果尤佳。

鷹眼石

虎眼石的好朋友就是鷹眼石（Hawk's Eye；有時也稱獵鷹眼石）。虎眼石顯現的是一種黃金色光芒，而在鷹眼石中則是深黑棕色映襯下的藍灰到藍綠色光芒。在陽光下察看這些礦石時會非常迷人，將它們轉動，斷口和如絲綢般的光彩會變換角度。這種閃爍的特質，使鷹眼石成為珠寶和裝飾中受廣泛運用的礦石。

鷹眼石是用於海底輪讓力量顯現的礦石之一。對於個人獲得對日常生活的問題或情形的適當認知，這種礦石極有幫助。在水晶治療排列中，如果將鷹眼石置於第一脈輪，佩戴或用來冥想，鷹眼石會將深深的和平及療癒帶進物質實相。當你正在處理顯現為身體疾病的負面模式時，它是可運用的最佳礦石之一，因為它能直接地將和平的療癒光線帶入身體。

鷹眼石代表著鷹的眼睛，這種礦石象徵你正在從高處俯視大地和所有實際發生事情的能力。鷹總被聯想為神給人派來的信使。這種礦石能強化個人對於在第三次元存在中運作之事物的洞察力，並能促進理解世界是如何運作，使人更有意識地利用物質世界法則，彰顯個人目標。鷹眼石以擁有增強人類的預見力的能力而聞名，這種預見力讓人能以一種更寬廣的角度看待生活，要達成這個目的，可將它置於第三眼上。作為最賞心悅目的暗色礦石之一，鷹眼石以一種易於接受的方式給與落實的特性。鷹眼石和虎眼石配對一起運作時，將能協助創造一種「天堂就在地上」的動態經驗。

赫爾基摩鑽

多麼明亮的陽光光束！多麼璀璨奪目的角度和光芒的典範！赫爾基摩鑽（Herkimer

Diamond）從它眾多的頂點琢面將光線反射出去，在自然尖端的展現中獨占鰲頭。赫爾基摩鑽是只在紐約州赫爾基摩出產的石英水晶。它們時常看起來像雙尖水晶，而其實它們有雙尖、甚至三尖、四尖。赫爾基摩鑽常常有很小的突起從邊上長出來，非常罕見地呈現出一個非尖端的琢面。它們的多尖屬性賦予它們動態力量的額外電能。

在水晶治療排列中，赫爾基摩鑽是清除和消融情緒緊張或阻塞區域的最好礦石之一。當置於脈輪之間，它們會清理通道，讓潔淨的能量在兩個脈輪之間流動。這就是為什麼赫爾基摩鑽和孔雀石，在太陽神經叢區域會產生非常好的功效的原因——孔雀石會讓受壓抑的情緒浮出表面，而赫爾基摩鑽能消融和驅散它。

當你感覺自己需要這種小小的額外能量推進時，赫爾基摩鑽會是你隨身攜帶的好礦石。它們常常被加工成美麗的珠寶，可以讓它們所處的任何區域變得令人目不暇給。在睡眠期間將它們置於枕頭下，可以啟動有意識的靈魂出體經驗，或讓你能精確地回憶夢境，它們因此而聞名且極具價值。赫爾基摩鑽確實令人賞心悅目，它們很快樂，也會幫助你保持快樂！

蛋白石

蛋白石（Opal）是一種非常神祕與迷人的礦石，顯現出像彩虹一般的光芒，從不同的角度觀看，會變換色彩。這種乳白色的反射現象，是蛋白石具有難以捉摸的天性的因素之一。當從不同角度察看時，會顯現色彩的不同深淺，因為它從不真正固定它的個性或讓你一目了然。蛋白石會令你心曠神怡，它只會因其變幻不定的光芒和色彩效果而得到人們的讚賞。

蛋白石總是內含水分，當用於佩戴或冥想時，會作用於情緒體。這是一種只有情緒平衡的人才能一起成功運作的礦石，否則蛋白石會放大並增強所有占主導地位的情緒。這種獨特的礦石會反映人類的情緒體，以一種增強的狀態將它映照到你身上。如果一個人很生氣或沮喪，蛋白石就會增加紅色能量的負面力量。另一方面，如果一個人很消沉、有不安全感，它就會增加這種感覺的深度。但如果一個人是無憂無慮、平衡且內心平和，蛋白石發光存在的每一個琢面就會都很閃亮。

正因為蛋白石含有高達百分之三十的水分，所以照料這些礦石時必須要很小心謹慎，如果它們有裂縫，就可能失去水分，這就是為什麼它們會發出乳白色的光的原因。如果將蛋白石保存在潮濕的脫脂棉或水晶簇中，這種老化過程就可避免，乳白色的光線就可以增強。它們不應被儲存在炎熱的地方，因為這會蒸發掉它們生命力的水源。失去了水分，失去了它的熱情，蛋白石就會失去她動態的色彩和生命力。

蛋白石實際上是石英家族的一個遠親，主要可分為三大類：乳白色蛋白寶石（Opalescent Precious Opal）、火焰蛋白石（Fire Opal）和普通蛋白石（Common

Opal）。蛋白寶石通常是白色或乳白色的，其中含有一個色彩排列的矩陣，在深藍色、墨綠色、暗灰色，以及很少見的黑色蛋白石中也能發現這種珍貴的特性。火焰蛋白石因橘黃色的顏色而得名，通常呈乳狀，很稠密，較少顯現乳白光。火焰蛋白石不應被那些有壓抑的憤怒或有潛在暴躁脾氣的人所佩戴，因為蛋白石會增強這些能量。普通蛋白石大多不透明，沒有動態的色彩呈現，顏色範圍從清晰的透明到黃褐色。

蛋白石通常不用於水晶治療排列中，除非一個人想要增強情緒狀態。只有了解這種效果，並了解到，當情緒變化發生時，蛋白石會強化每一種情緒，才可成功地運用它們。蛋白石對於我們的緊張非常敏感，會像我們一樣情緒化。但是，當我們讓情緒體穩定下來之後，蛋白石的水分就會清楚地反映你內心愛的光芒。當快樂和充沛的情感想要被放大時，就可有意識地佩戴或使用蛋白石。假使你想成為自己的朋友，蛋白石就會是你的盟友。

16

光與愛的道路

個人生命觀點

每一個人對於生活和生活是什麼都有自己獨特的觀點。個人生命觀點源於經驗，它又形成我們對生活的信念與觀念。在很大程度上，在我們的性格形成期，我們的個人實相也多半由我們所面對的社會、制度、宗教和父母的思考模式所規定和設定。我們設想中的生活和實相可能是對的，並能服務於我們最大的潛能，也有可能剛好相反。因此，人們常會陷於一套心智設定的想法、態度和信念，它們實際上抑制了創造性、束縛了擴展性的思考。將水晶的光的力量應用於個人的練習和冥想，就可能消融僵硬的思想形式和模式——它們造成了心智的停滯、情緒的壓抑和身體的疾病。

人類歷史上曾有過很多時代，那時的平民大眾將他們現實的基礎建立在不真實之上；作為一個物種，人們曾經持有世界是平的共同信念。人們都曾接受地球是宇宙的中心，而太陽（以及所有的星星）都圍繞著地球旋轉的觀念。這些觀念主宰人類思想長達數世紀之久，直到被少數幾個勇敢的人證明是錯的，他們敢於獨立思考，反對當時一般的思考標準，並以一種更清晰的觀點來看待實相。即使擁有證據，要大眾改變他們的信念體系，以適應有關生命本質的更高真理和更大實相，也是極其困難的。

這種改變心智（以及改變個人的信念體系）的困難在於，我們通常更願意接受意謂著榮耀個人的身分感的觀念。真理往往是非常令人難堪的。要接受地球不是宇宙的中心，而只是銀河系周邊的一顆小行星，或接受個人的自我感會隨著自身最後一次呼吸而停止存在的觀念，常常會令人很難接受。

今天，大眾的思想依然被許多過時的信仰體系所支配，因而遮蔽了真理的光芒。這些觀念之一就是，靈魂因原罪而受縛於這個世界。這導致了一種先天的恐懼感和罪惡感，這是專斷的宗教極其有力的控制和操縱術。我們接受的另一個觀念是，在醫療診斷為無法治癒或末期疾病方面，自我治療有著許多限制。接受這種不可能自我治療的觀念，會讓這種想法變成實相。我們很容易接受局限我們心智的總體看法，這對於削弱我們的力量具有如此巨大的效果，以致於我們在環境中變得很無助，其實它們可以是一種挑戰和促進成長的情境。

我們所承繼的最具毀滅性的觀念之一就是分離感。我們將國家、民族、文化和個人都視作是彼此分離的，認為自己與外星力量是分離的，地球和宇宙的其餘部分是分離的。歸根究柢是，我們從自身中感到的分離孤獨感，又與我們內在的光之源有意識地相連。當我們開始認同作為所有有形和無形創造的公分母的光時，我們就能體驗到一體感，它來自於看到同樣的光在所有表面上看似單獨的形態中反映出來。這會使我們釋放分離感，並創造出一個在愛的表達上無邊無際的世界，一個在構成一切存在的光中被有意識地統一的世界。

人類起源

最普遍為人接受的創世觀，通常是上帝在七天之內創造了世界與世上一切的基督教理論。這種觀念已大幅地被達爾文的進化論所取代。而到現在，進化論逐漸被另一種觀念所代替：即人類是被數百萬年前造訪地球的更高級生命形態所繁殖和設定。這種觀念似乎正在各地人們的腦中及心中蔓延，他們不知何故地感覺到，我們在浩瀚的星際中擁有一個更壯觀的起源。

人類起源於天上，以及一種神聖的遺傳來自於一個高度發展和進化物種的信念，每天都在增長。讓我們向這種可能性開放心智——我們天上的祖先源於第六次元，靠近大太陽系中心，銀河系的核心。想像很久以前，他們掌握了時空旅行的法則，並將他們的種子遠播在圍繞於他們周圍的星球和世界上；他們來到一顆稱作太陽的遙遠的小恆星；他們到達了地球。他們可能以天狼星作為中繼點，以進入第三次元，而將金星作為進入太陽系的門戶。

想像這種可能性——你現在可以有意識地透過你的思想和他們溝通。想像你正在創造一座光與愛之橋，從現在存在第三次元現實的地球——遠離大太陽系中心的光之源——與此刻正在第六次元的生命體相連。觀想光之橋將你和他們相連接，將每個人與中心的光之源相連接，創造出一種合一意識，遍及所有國度、所有次元、所有存在層面。

實相就是我們所相信的是真實的世界。讓我們充滿創造性，享受樂趣，運用想像力和創造力，擴展我們的思想觀念，來包容難以想像和不可置信的事物。終極真理會更偉大和奇異。

當心智的轉換開始發生，我們就可能有意識地覺知星際振動（和生命體），將更高和更精微的頻率整合進敏感的身體裡，在清醒的物質現實中彰顯出來。與大師水晶一起運作，會有助於這種次元間的交流過程，並打開洞見之門，讓我們能更完整地運用人類的潛能。

轉化的最佳時刻

在意識進化的過程中，我們自經驗中學習。現在，只從靈魂和「神」的經驗中學習的時候已經到來。知識的黃金時代已經由信仰的時代誕生。只有獨特的個人經驗才會有助於讓我們看清，將個人意識束縛於地球層面的無知幻象。

這個星球上的每一個人都得負起責任，致力於在自身內啟動這些經驗的過程，這樣的時刻已經到來。花時間獨自靜坐，並體驗真正的「存在」感，這樣的時刻已經到來。閉上眼睛往內看，去了解自己真正是誰，你不是你的名字和身分，而是最深、最真、最純的你的本質，這樣的時刻已經到來。

現在，整體能量可能適合我們去觸及自己內在的無限源頭——在生活中去主張它、認同它、擁抱它、圍繞它、展現它。為了準備好如此非比尋常的轉化經驗，人類已經花費了數千年的時間、數以百計的輪迴。這對於每一個人都是可能的。

這需要付出一點努力和勇氣，以超越生生世世給過我們安全感的對個人身分的認同。這會需要真誠的態度和有意識的選擇，以釋放怨恨、悲傷、嫉妒、歉疚、罪惡感和讓心靈飽受重擔的痛苦。最重要的是，為了要讓一切展開，先要有放下一切的意願。為了要深入你內心和頭腦中深藏恐懼的黑洞，並知道你會進入它的另一端的白光之中，你需要信任和正向信念。時間就是現在，就是此刻，這是可能的。

在人類歷史進程中，道路從來沒有像現在一樣寬廣，有如此多的人可以擴展他們的意識，包容自己存在的實相。當每一個人都投身並致力於這個進程，能量就會增加，對於後繼者們，道路就會變得更容易。這就像是第一百隻猴子效應，全世界還未得到像我們已經擁有的自由和成長的環境的祝福的人們，將會開始有所「明白」。

隨著進程的展開，彷彿我們正在從深度無意識的睡眠中醒來，我們會開始以完全不同的方式看待生活。當我們開展自己時，我們會開始看見，我們所尊敬的內在光芒正在他人眼中閃爍。愛將會流動，和平將會擴展，而世界將會以更高的頻率振動，夢想、願景、我們心中共享的一切，都將會變成活生生的實相。我們將成為一體，獨特的個人，而又全都與共同的源頭連結，每個人都以無數種方式、以無限多樣化的色彩反映著相同的光。

我們都受到祝福，獲得自由選擇、決定自己要走哪條路的機會。這種個人的自由是最重要的力量，每個人都可以自由選擇要走的路，貢獻於世界和平。讓我們為自己做決定，學習與自己和平相處，我們將不再給出敵對的思想、情感、交談或行動；相反的，我們選擇和平，選擇愛。做出抉擇，這是你神聖的權利。這樣的抉擇會將你與神聖的源頭相連，讓你與這份力量和目的相連，它將會指導你的生活，並給與你所能想像更多的意義。選擇在於你，選擇在於我，是我們選擇了自己的命運和這個星球的最終歷史。我們是這裡的創造者。

我們已經被贈與宇宙中最寶貴的禮物：自由選擇。選擇和平而非衝突，選擇愛而非嫉妒，選擇寬恕而非怨恨，選擇諒解而非怪罪，選擇喜悅而非悲傷，選擇快樂而非不滿。現在就做出選擇，且在每一次呼吸中加以確認，然後將選擇付諸行動，並接受你神聖的遺產，與內在的光之源相連繫，成為真正的自己，並且按照你的願景來彰顯你的世界。

臣服於光

在我們遺傳基因記憶的某個幽暗角落，隱藏著這個宇宙和世界的知識，在那裡，生命擺脫時空幻象的束縛而獲得自由。正因為它已經在我們內在被設定，將在完美的時刻再次喚醒我們，所以它現在要我們加以關注。我們擁有比自己所能想像的更偉大的目的，它現在正在尋求我們的認可，要求我們關閉思想模式的迴路及無益的情緒，因為它們讓我們一直受縛於較低心智世界的幻象與困惑中。釋放、放下、校準，進入將給與你內在和平的真正存在的實相。這樣的時刻已經到來，此刻就是醒來面對寫在我們基因深處的身分真相的時候。我們都是相同的靈性，而這種靈性正是合一的力量，我們只要臣服於它，就能夠轉變地球的真正本質。

一旦促使靈性合一成為我們的共同志業，就會有愈來愈多的可能性等待著我們。太陽系不過是我們的後院，銀河系不過是我們的近鄰，而物質層面是我們的校園。讓我們遠行！讓我們主張自身的遺產，把美麗的地球建設成與她相稱的花園，然後從這個總部向外擴展至比現在所能想到更遙遠的宇宙。這始於意願，而後是努力和決心，最終必將成功。

運用水晶將你的意識與宇宙所展現的和諧相連結，與它們一起運作，並讓它們為你工作。允許它們的光的力量清理你的能量場，使你完成你最偉大的潛能和命運，將它們彰顯在你的生活中。現在，水晶的力量充沛豐盛，它將服務於你，將你個人的身分與一個更偉大的整體相融合。

當地球實體尋求將她自己與位於銀河系中心的大太陽系中心相連時，有種強有力的光的力量正在向我們的行星移動。當頻率在振動中提升，每一個生命體都會受到影響，沒有什麼能不被觸及。外星人和非肉身存有的力量確實存在，他們正在監督與協助，將這種光的力量同化、進到每一個地方的人們內心和頭腦中。放下不再服務於光的過時信念和陳舊程式的能力，正是與這股近在你身邊的力量相融合的關鍵。當能量流入增加時，那些不願放下自我結構——只服務於個人目的——的人們，將會遭遇一段非常艱難的時期。這些人在這期間會需要額外的支援和祈禱。

這是一個負起個人責任的時代，也是有勇氣面對自己的恐懼，和殺死內在黑暗惡龍的時代。這是一個在轉化過程中相互支援，並在每一份關係中再次點燃愛的精神火焰的時代，從自己做起，為自己而做。這是一個光之彩虹光線能被每個人運用的時代，如果我們在內心最深、最祕密的部分臣服於光，那麼每一個琢面、每一個脈輪、生活中的每個層面都能獲得平衡。就是允許光進入你，與光認同。光就是你，光就是我，光就是我們，光就是一切。

內在的神聖和平

我們的心智常常受限於我們生活的狹隘焦點，以及世界上所發生的能對我們影響甚大的事件。彷彿我們將自身寶貴的創造性能量，都用於對現實的肯定之上，它已經由其他源頭將其編程進我們的意識中。在這樣窄化的視野中，世界和生活往往顯得籠罩於宿命陰影下，它因我們的思想接受它而變得恆常存在，並更加強大。

讓我們暫且想像一下，生活並非由戰爭和彼此對立的民族和國家所組成。相反的，讓我們一起描繪一幅不同的圖像，並在其中注入我們的創造性能量。我們擁有所有顏料和無數色彩可供使用。我們要創造什麼？你將如何選擇，個人的、人與人之間的、社會的、群體的、國家的和全球的？

讓我們將彼此的思想連結起來，以加強創造性的力量。當你讀到這裡，請與成千上萬也會閱讀這本書的讀者的集體心智相連，並想像和平。純粹的和平——首先在我們的內在。這意謂著任何舊有的怨恨、嫉妒或傷害、歉疚、罪惡感、悲傷、恐懼或痛苦一定會被釋放。現在，藉由呼氣將它們呼出來，接著吸氣，將你個人的和平意象吸入內心中，並再次呼氣，讓你內在阻礙你全然體驗個人和平的一切都釋放出來。允許你與內在的神聖和平、力量及光之源相連，先將它給與你自己，感覺它、創造它、成為它。

現在將這種和平感擴展至你最親近的人的想法中，並放下可能會存在於你們之間的任何摩擦。再次呼氣，並放下。吸氣，觀想你愛的每一個人（和你想要愛的人）被你所感知到的和平包圍。擴展這種想法，以包容你所在城鎮中的每一個人（如果你是住在大城市，那就增加想法的電波力量）。現在，讓和平感包容整個國家、整個世界。繼續擴展你的意象，觀想地球和月亮、太陽系中的其他行星和太陽也存在於和平之中。握住你最喜愛的水晶，讓和平之光將你連結至銀河系的中心，與大太陽系中心一起，它散發出光、生命和愛，遍及宇宙。暫且處在這個中心，感覺你是在你地球上的肉身存在之外的真正的你。將你的靈魂與創造你存在的偉大宇宙力量相連繫。

現在，從這種角度審視你在地球上的生活。它真的有這麼嚴重嗎？做所有這些小事真有這麼重要嗎？你的個人平衡是取決於存在地球上的持續變化嗎？不，在每一刻，你都可以選擇和平、選擇愛、選擇合一，選擇與你可獲得的光連結。

現在，花一些時間來加入此刻也正專注於光的其他人的頭腦和內心。讓我們的力量變得更明亮，讓我們創造一個強烈的連鎖反應，以致於任何與光相比更黯淡的事物都會被包容，更黯淡的能量會被它的光芒所消融。將你的光與所有致力於光的擴展和表達的靈魂——具肉身的或不具肉身的、地球的或外星的——相連結。

當你感到沮喪或感覺情緒波動即將吞噬自己時，就請呼喚你內在的光。呼喚它！要它出現，前來幫助你。認同它，引導它，將平衡和秩序帶入每一個情境。這是宇宙中最具轉化性的力量，它永遠不會令你失望。

讓我們給與地球她所配得的遺產。讓我們運用自身的煉金術力量，將她轉變回花園，轉變回純粹的和平與和諧的思想。你準備好了嗎？讓我們行動吧！我們一定能夠成功！

* * *

天空即將破曉，太陽正要從聖道斯山升起，金紅色的第一道曙光出現在東方的地平線上。現在到了我結束這一章和本書的時候了，儘管還有更多想要和大家分享，但必須等到第三本書，我感覺到目前為止這些已經足夠，當這些訊息被消化，就會有更多知識出現來讓我們吸收。願本書中的資訊能服務於你個人的、人際的、事業的和地球的目的。

懷抱著愛。

附錄——脈輪礦石對應圖表

占星學身心靈三位一體圖，是設計來協助個人傳導行星與相關星座的正向影響力與能量。如果在某人的占星圖上，出現強烈的運行星、四分相相位、三分相相位或相對相位，可佩帶及使用與那些行星、星座相關連的礦石，協助學習它們所提供的課題。

如果在行星之間彼此形成四分相或相對相位，可以相同長度的時間，分別佩帶與每一個行星相關連的礦石，平衡影響力。

當三分相、六分相或合相發生時，可將相關連的礦石一起佩帶，使每一個行星的能量和諧運行。在嘗試連繫個別行星的效應與影響力時，可佩帶特定的礦石，將該能量引導進入你的生活中。

如果你沒有占星學方面的知識，可以透過佩帶或與礦石一起靜心的方式，來幫助你與那些礦石相關連的行星能量及影響力，取得更多連結。

占星學身心靈三位一體圖表

脈輪	行星影響	相關星座	色彩	礦石三位一體表現	功用
第一脈輪	冥王星	天蠍座	黑色	黑曜岩Obsidian	喚醒沉睡中尚未顯化的潛能。
				煙水晶 Smoky Quartz	在地球上平衡靈性。
根基	火星	牡羊座	深紅色	血石Bloodstone	身體承載器的淨化，補充能量。
第二脈輪	冥王星	天蠍座	紅色	石榴石 Garnet	創造力能量的利用。
				紅寶石 Ruby	將創造能量奉獻給自我的最高層面。
創造力	火星	牡羊座	橘色	紅玉髓 Carnelian	將能量落實於物質。
第三脈輪	太陽	獅子座	橘色	硫磺鑽石 Sulphur	創造物質的閃耀光芒。
肚臍			黃色	黃水晶 Citrine	發展自我紀律，在更高的覺知中生活。
				黃玉 Topaz	以自信表達創意力量。
太陽神經叢	土星	摩羯座	黃色	孔雀石 Malachite	情緒的責任與平衡。
			綠色	橄欖石 Peridot	身體的強化與新生。

				綠色電氣石 Green Tourmaline	強化身體以利用更大的靈性力量。
第四脈輪	較低八度音節	巨蟹座	過渡色調	菱錳礦 Rhodochrocite	能量的移送——心輪至臍輪。
心臟	月亮		寶石色	月光石 Moonstone	情緒的平衡。
				蛋白石 Opal	以意識意向來處理情緒。
	較高八度音節	金牛座	綠色	粉晶 Rose Quartz	發展自我之愛。
	金星	天秤座	粉紅色	紫鋰輝石 Kunzite	啟動與活化心輪。
				粉紅色電氣石Pink Tourmaline	經由分享在生活中表達愛。
第五脈輪	較低八度音節	處女座	藍色	天河石 Amazonite	完美的個人表達。
	水星	雙子座		綠松石 Turquoise	溝通的清晰度。
				矽孔雀石 Chysocholla	表達個人自身的真理。
喉嚨	較高八度音節			天青石 Celestite	使個人能校準連繫較高心智。
	天王星	水瓶座		海藍寶 Aquamarine	表達宇宙的真理。
				矽寶石 Gem-Silica	有意識地導向較高領域。

第六脈輪	較低八度音節	射手座	靛藍色	方鈉石 Sodalite	了解與宇宙的關係中的個人自我本質。
	木星			青金石 Lapis Lazuri	穿透心智的幻象。
				藍銅礦 Azurite	融解有限制的思想概念。
第三眼	較高八度音節	雙魚座	紫色	舒俱徠石 Sugilite	了解神聖目的。
	海王星			螢石 Fluorite	洞見的利用。
				紫水晶 Amethyst	臣服於最高自我的心智。
第七脈輪	較高八度音節	金牛座	白色	透石膏 Selenite	心智的清晰。
頭頂	超越的冥王星			石英 Quartz	頂輪的啟動活化。
			透明	鑽石 Diamond	與個人自我永恆不朽的部分認同一致。

其他治療礦石概述

東菱石	Aventurine	綠色	療癒心輪的綠色治療力量例證。
天河石	Amazonite	藍／綠色	個人表達的落實。
磷灰石	Apatite	黃色	增加溝通的流動。
藍紋瑪瑙	Blue Lace Agate		以和平與優美旋律的流動來表達。
方解石	Calcite	黃色	記憶，偉大的智性能力。
天青石	Celestite	淡藍色	使個人能連繫較高領域。
綠玉髓	Chrysoprase	綠色	去顯化地球層面的能量。
青銅礦	Dioptase	綠色	心輪的新生與回復活力。
石榴石	Garnet	紅色	有益於促進血液流動。
象牙	Lvory		落實身體的自信。
蛋白石	Opal		以有意識的意向來處理情緒。
縞瑪瑙	Onyx	黑色	海底輪的能量。
珍珠	Pearl	棕色	與大地連結的基礎；情緒的平衡與穩定。
薔薇輝石	Rhodonite	粉紅／黑色	去實現個人的潛能。

硫磺鑽石	Sulphur	黃色	創造物質的光芒。
黃玉	Topaz	金色	有意識的連結與智慧的顯化。
綠松石	Turquoise		平衡情緒的表達。
水鉛鉛礦	Wulfenite	橘色	身體的能量補充與淨化。

綠柱（寶）石家族 Beryl Family

海藍寶	Aquamarine	藍色	表達宇宙的真理。
綠寶石變石	Heliodore	金色	使個人與較高自我的智慧連結。
粉紅綠寶石	Morganite	粉紅色	淨化與柔軟較高姿態的心。

寶石家族 Gem Family

紅寶石	Ruby		奉獻予神的創造性能量。
祖母綠	Emerald		強而有力的精微能量體治療。
藍寶石	Sapphire		開悟的直覺。
鑽石	Diamond		個人與永恆無盡大我的認同。

玉石家族 Jade Family（夢的礦石）

紅／金色	Red/Gold		經由夢來接收上師的指導。
淡紫	Lavender		夢的心靈力理解。
翡翠	Jadeite	淺亮色	經由夢釋放情緒。
帝王玉	Imperial	深色	發生在身體層次的預兆性的夢。

脈輪礦石色彩對應表

脈輪	身體部位	腺體	顏色	礦石	能量
第一脈輪	肛門	腎上腺	黑色	黑色電氣石	落實靈性力量。
	直腸		紅色	黑曜岩	獲得在物質層面上愉快地工作的能力。
穆拉達脈輪	結腸			黑色縞瑪瑙	
				煙水晶	
				血石	
				雄黃（雞冠石）	
				薔薇輝石	
				石榴石	
第二脈輪	骨盆腔	卵巢	紅色	紅寶石	將創造力量運用於本體存在的所有層面。
	生殖器官	前列腺	橘色	水鉛鉛礦	
史瓦迪斯坦脈輪		睪丸		紅玉髓	
				黃水晶	高等靈魂的產生。
				琥珀	引導自身朝向奉獻之道。
第三脈輪	腹腔	脾臟	橘色	黃水晶	經驗的吸收。
			黃色	黃玉	消化能力。

瑪尼普爾脈輪	肚臍				
	消化器官			磷輝石	正向地使用個人力量。
太陽神經叢				硫磺	顯化目標。
				方解石	
第四脈輪	胸腔	胸腺	綠色	綠束菱石	釋放壓抑的情緒創傷。
	心			橄欖石	
阿那哈特脈輪	肋骨			孔雀石	靈魂／心的覺察。
	肺			祖母綠	
				青銅礦	
				綠色電氣石	以行動表達愛。
			粉紅色	菱錳礦	
				粉晶	
				紫鋰輝石	
				粉紅綠寶石	
				粉紅電氣石	
第五脈輪	喉嚨	甲狀腺	藍色	藍紋瑪瑙	使有能力以言語表達。
	聲音	副甲狀腺		天河石	
維蘇迪脈輪	脖子			天青石	經由口語的力量表達真理。
				矽孔雀石	

				綠松石	
				矽寶石	
				海藍寶	
第六脈輪	第三眼	腦下垂體	靛藍色	方鈉石	靛藍色淨化潛意識，去傳導直覺。
阿格亞脈輪	較高的腦部中心		紫色	藍銅礦	紫色平衡心智狀態。
				青金石	
				藍寶石	
				螢石	
				舒俱徠石	以神聖的完美性看待所有的事物。
				紫水晶	奉獻。
第七脈輪	頂輪	松果體	金色	綠寶石變石	個人與無盡的大我認同一致。
	最高的腦部中心		白色	綠色黃玉	
薩哈拉脈輪				透石膏	與神合一。
				白水晶	和平。
				鑽石	智慧。

礦石放置的主要脈輪點

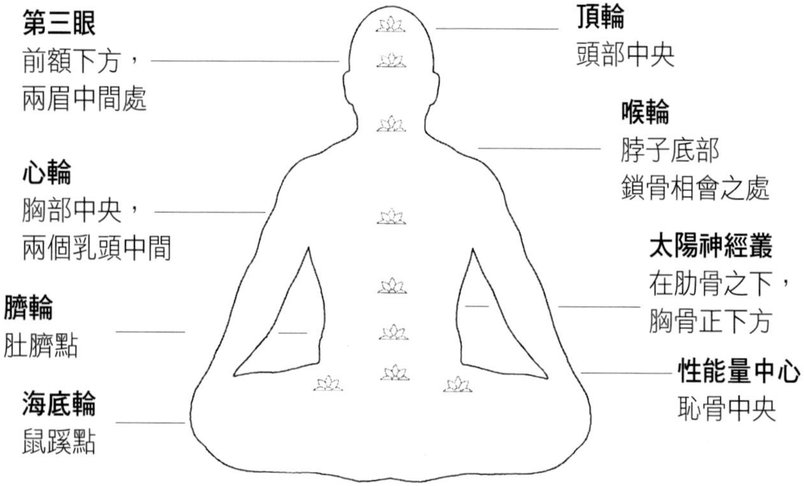
第三眼
前額下方，
兩眉中間處
心輪
胸部中央，
兩個乳頭中間
臍輪
肚臍點
海底輪
鼠蹊點
頂輪
頭部中央
喉輪
脖子底部
鎖骨相會之處
太陽神經叢
在肋骨之下，
胸骨正下方
性能量中心
恥骨中央

※感謝陶世惠提供新增水晶圖片：白水晶（第9頁）、紅玉髓（第33頁）、紫水晶（第40頁）、舒俱徠石（第45頁）、菱錳礦（第92頁）、黑色電氣石（第100頁）、煙水晶的資料庫水晶（第165頁）、白水晶內含的彩虹光（第172頁）、黃水晶（第185頁）。

致謝——

琳達・寶兒（Linda Bauer）——給與愛、理解和打字。

史蒂芬・布拉德利（Stephen Bradley）——攝影——和卡崔娜一起進行礦石排列。

安德里亞・凱甘（Andrea Cagan）——對通靈大師水晶資訊的協助。

蓋瑞・佛雷克（Gary Fleck）——地球守護者水晶模型及數字學諮詢。

雷夫・哈羅沃（Lafe Harrower）——礦石排列模特兒。

英格麗・拉摩（Ingrid Rameau）——數字學諮詢。

杜安和特維拉・麥特森（Duane and Twila Mattsson）——無條件的愛與支援。

獵戶星座，瑟瑞奈爾及團體（Orion, Serenelle and the Gang）——因為「在那裡」。

莎南達・拉（Sananda Ra）——支援、鼓勵和靈感。

西姆蘭（Simran）——和世界一起分享他母親。

芭芭拉・莎曼菲德（Barbara Somerfield）——持續地支援、編輯和出版。

李・沃克納爾（Lee Valkenaar）——提供地球守護者照片。

心靈成長系列 163
卡崔娜水晶三部曲 II：水晶高頻治療──運用水晶平衡精微能量系統
原著書名｜Crystal Healing,Vol. 2: The Therapeutic Application of Crystals and Stones
作　　者｜卡崔娜・拉斐爾（Katrina Raphaell）
譯　　者｜奕　蘭
協力攝影｜陶世惠
編　　輯｜黃品瑗
主　　編｜王芳屏
經　　理｜陳伯文
發 行 人｜許宜銘
出版發行｜生命潛能文化事業有限公司
聯絡地址｜台北市信義區 (110) 和平東路 3 段 509 巷 7 弄 3 號 B1
聯絡電話｜(02) 2378-3399
傳　　真｜(02) 2378-0011
郵政劃撥｜17073315（戶名：生命潛能文化事業有限公司）
E - mail｜tgblife@ms27.hinet.net
網　　址｜http://www.tgblife.com.tw
郵購單本 9 折，五本以上 85 折，未滿 $1000 元郵資 $60 元，購書滿 $1000 元以上免郵資
總 經 銷｜吳氏圖書有限公司・電話｜(02)3234-0036
內文編排｜菩薩蠻數位文化有限公司・電話｜(02)2917-0054
印　　刷｜承峰美術印刷・電話｜(02)2225-7055
版　　次｜2007 年 4 月初版　2014 年 5 月 1 日 二版
定　　價｜300 元

ISBN: 978-986-5739-07-2
Crystal Healing, Vol. 2: The Therapeutic Application of Crystals and Stones

First USA Edition published by Aurora Press, P.O Box 573, Santa Fe, N.M. 87504, USA
WWW.Aurora Press.com

行政院新聞局局版台業字第 5435 號　如有缺頁、破損，請寄回更換

國家圖書館出版品預行編目（CIP）資料

卡崔娜水晶三部曲 . 二, 水晶高頻治療：運用水晶平衡精微能量系統 / 卡崔娜 . 拉斐爾 (Katrina Raphaell) 著 ; 奕蘭譯 . -- 二版 . -- 臺北市 : 生命潛能文化 , 2014.05
面；　公分 . -- (心靈成長系列 ; 163)

譯自 : Crystal Healing: The Therapeutic Application of Crystals and Stones
ISBN 978-986-5739-07-2(平裝)
1. 另類療法　2. 水晶　3. 能量

418.99　　103006442